Medizinische Informatik und Statistik

Herausgeber: S. Koller, P. L. Reichertz und K. Überla

5

Nanny Wermuth

Zusammenhangsanalysen Medizinischer Daten

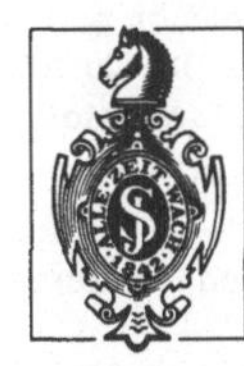

Springer-Verlag
Berlin · Heidelberg · New York 1978

Reihenherausgeber

S. Koller, P. L. Reichertz, K. Überla

Mitherausgeber

J. Anderson, G. Goos, F. Gremy, H.-J. Jesdinsky, H.-J. Lange,
B. Schneider, G. Segmüller, G. Wagner

Autor

Nanny Wermuth
Institut für medizinische Statistik
und Dokumentation
Johannes Gutenberg-Universität
Langenbeckstraße 1
6500 Mainz

ISBN-13: 978-3-540-08849-3   e-ISBN-13: 978-3-642-81253-8
DOI: 10.1007/ 978-3-642-81253-8

CIP-Kurztitelaufnahme der Deutschen Bibliothek. *Wermuth, Nanny.* Zusammenhangsanalysen medizinischer
Daten. −Berlin, Heidelberg, New York: Springer, 1978. *(Medizinische Informatik und Statistik; 5)*

2141/3140-5 4 3 2 1 0

<u>Vorwort</u>

Abgesehen von einigen stilistischen Änderungen ist
die vorliegende Arbeit identisch mit einer Habilitations-
schrift, die den Medizinischen Fachbereichen der Universität Mainz im Fach Medizinische Statistik und Dokumentation im Jahr 1976 vorgelegt wurde. Herrn Professor S.
Koller danke ich, daß er diese Arbeit gefördert hat. Von
ihm, meinen Kolleginnen und Kollegen am Institut für
Medizinische Statistik und am Institut für Mathematische
Statistik erhielt ich zahlreiche Anregungen.

Die Programmierung der verschiedenen verwendeten Verfahren wurde insbesondere von den Herren T. Wehner, H. Gönner
und B. K. Yun ausgeführt. Berechnungen bevor die Programme
erstellt waren und solche zur Kontrolle der Programmaus-
gaben wurden von Herrn H. Bücker besorgt. Herr O. Pietsch-
mann fertigte mit Sorgfalt die meisten der Zeichnungen an,
Herr S. Hermes führte die fototechnischen Arbeiten durch.
Frau B. Gilbrin und Frau H Bianco haben das Manuskript
schnell und vorzüglich maschinengeschrieben. Ihnen allen
danke ich herzlich.

Mein besonderer Dank geht an meine Lehrer Arthur P. Dempster
und William G. Cochran. Sie sind mir ein Vorbild, wie man
mit Freude kreativ und intensiv wissenschaftlich arbeiten
kann. Durch sie habe ich schätzen gelernt, wie wichtig es
ist, angewandte und mathematische Statistik eng miteinander
zu verbinden.

INHALTSVERZEICHNIS

<u>TABELLENVERZEICHNIS</u>

ABBILDUNGSVERZEICHNIS

X

1. EINLEITUNG

Ein Berührungspunkt von Medizin, Psychologie und Biolo-
gie sind Forschungen, die den Menschen betreffen. Im Rahmen dieser Disziplinen wird untersucht, was die Ursachen
von verschiedenen Veränderungen im Menschen sind, auf
welche Weise sich solche Veränderungen manifestieren und
welche Therapien möglich sind. Bei vielen Fragestellungen
zwingen ethische und zeitliche Überlegungen den Forscher,
Beobachtungen mehr oder minder passiv statt unter experi-
mentellen Versuchsbedingungen zu sammeln. Infolgedessen
kann die Zahl der gleichzeitig zu berücksichtigenden Größen
nicht künstlich verringert werden, sondern bleibt groß.
Aus diesem Grunde benötigen Mediziner, Psychologen und
Biologen in besonderem Maße multivariate statistische
Verfahren, die dabei helfen, komplexe Zusammenhänge zu
erfassen, zu beschreiben und zu analysieren.

So einfach diese Forderung klingt, so schwierig ist es,
sie in der Praxis zu erfüllen. Multivariate statistische
Verfahren wurden erst in den letzten Jahrzehnten verstärkt
von mathematischen Statistikern behandelt. Wegweisend waren
die Arbeiten von R.A. Fisher, S.S. Wilks und H. Hotelling
in den dreißiger und vierziger Jahren. In Amerika erschien
das erste statistische Lehrbuch, das ausschließlich multivariate Methoden beschreibt, im Jahre 1958 (von T.W. Anderson). Im gleichen Jahr wurde bei der Konferenz der Interna-
tionalen Biometrischen Gesellschaft erstmals eine Vortrags-
reihe über multivariate Verfahren veranstaltet. Dennoch
gibt es bis heute kein deutschsprachiges Lehrbuch, das ausschließlich multivariate Verfahren behandelt, und noch 1974
konnte ein mathematischer Statistiker bei einer medizinsta-
tistischen Tagung unter Beifall äußern, daß jenen, die Studien
mit mehr als zehn Variablen planten, das Handwerk verboten
werden solle. Nur einige wenige Spezialgebiete wurden bisher
gleichzeitig von theoretisch wie von angewandt arbeitenden
Statistikern untersucht. Besonders zu nennen sind dabei
Sonderfälle der Theorie linearer Modelle wie die Varianz-

analyse, die Regressionsanalyse, oder die Kovarianz-
und Diskriminanzanalyse. Diese Verfahren eignen sich
zum Auswerten von quantitativ erfaßten Daten. Bei Verfahren
zur Analyse zahlreicher qualitativer Variabler schritt
die mathematische Forschung dagegen langsamer voran. Erst
1974, 1975 erschienen die ersten auch theoretisch ausge-
richteten Bücher (R.L. Plackett, 1974; S. J. Haberman, 1974;
Y.M.M. Bishop, S.E. Fienberg und P. Holland, 1975).

Da die gesamte multivariate statistische Methodik noch ein
neues Gebiet ist, sind auch komplexere Zusammenhangsmodelle
bisher nur vereinzelt beschrieben und anhand von Daten
überprüft worden. Es war nicht bekannt, welche mathematisch-
statistischen Theorien dazu hätten herangezogen werden
können. Die zur einfachen Anwendung unabdingbaren Rechenverfahren fehlten. Zwar wurden bisher einige multivariate
Verfahren zur Beantwortung von Fragen über Interdependenz-
beziehungen verwendet, so etwa die Pfadkoeffizientenanalyse
oder die Faktorenanalyse. Beide weisen jedoch wesentliche
Nachteile auf. Die Pfadkoeffizientenanalyse wurde von dem
Genetiker S. Wright (1923, 1934) vorgeschlagen und in den
letzten Jahren vorwiegend von Soziologen wiederentdeckt
(O.D. Duncan, 1966). Ihr Hauptnachteil ist, daß die zugrundeliegende statistische Theorie bisher nur unzureichend
formuliert wurde. Die Faktorenanalyse wurde anfangs von
Psychologen entwickelt und als methodisches Hilfsmittel
geschätzt. Bei Biostatistikern ist sie etwa durch R.B. Catells
(1965) Übersichtsarbeiten bekannt geworden. Der für den
Anwender wichtigste Nachteil der Faktorenanalyse ist, daß
die auffindbaren Strukturen nicht klar beschrieben werden
können. Das bedeutet, daß bei jeder Untersuchung nur ad-hoc-
Erklärungen möglich sind und daß auch eine einmal aufge-
fundene Struktur nicht als Hypothese so formuliert werden
kann, daß sie an neuem Datenmaterial statistisch überprüfbar wäre.

Diese Arbeit bietet einen Beitrag zum besseren Verständnis
bestimmter Zusammenhangsmodelle oder Zusammenhangsstrukturen.

Es werden solche Strukturen beschrieben und untersucht,
bei denen das Gefüge der Beziehungen zwischen den einzelnen
Größen durch Abhängigkeiten oder Unabhängigkeiten gekennzeichnet ist. Für qualitative und quantitative Variable
werden Modelle der gleichen Art verwendet. Vorteile sind,
daß damit für beide Arten von Variablen ein einheitliches
Konzept besteht und daß bei Modellprüfungen nur Berechnungs-
formeln -je nach Art der untersuchten Variablen- modifiziert
werden müssen. Erst vor kurzem (N. Wermuth, 1976a) gelang
es, zwei mathematisch-statistische Theorien, die Theorie
der logarithmisch-linearen Modelle (M.W. Birch, 1963),
sowie die Theorie der Kovarianzselektion (A.P. Dempster,1972)
als Verfahren zum Studium solcher Zusammenhangsstrukturen
darzustellen. Beide Theorien wurden ursprünglich nicht
für diesen Zweck formuliert. Ein Rechenverfahren, das es
ermöglicht, für eine gegebene Datenmenge eine gut passende
Zusammenhangsstruktur aufzufinden, wurde ebenfalls unlängst
vorgeschlagen (N. Wermuth, 1976b). Die zugehörigen Computerprogramme wurden inzwischen an anderer Stelle beschrieben
(N. Wermuth, T. Wehner, H. Gönner,1976).

Bei datengesteuerten Modellsuchen (N. Draper und H. Smith,1966;
N.Wermuth,1976b)fragt man, welche Hypothesen oder Modelle
es gibt, die mit den Beobachtungen, d.h. den Daten, vereinbar sind. Datengesteuerte Analysen gehören nicht zum tradi-
tionellen Aufgabenbereich der Statistik, in dem vorgegebene
Hypothesen anhand eines Datenmaterials geprüft werden.
Es ist jedoch offensichtlich eine Frage des Wissenstandes,
ob im Einzelfall bereits klare Hypothesen über einen Unter-
suchungsgegenstand formuliert werden können oder nicht,
und ob somit hypothesen- oder datengesteuerte Analysen an-
gemessen sind. Zumindest in den angelsächsischen Ländern
sind datengesteuerte Analysen als wichtiges Teilgebiet
der Statistik anerkannt (vgl. J.W. Tukey, 1970). Da die
Systematik der Zusammenhangsstrukturen und die Methodik
der Modellsuche bereits an anderer Stelle ausführlich
beschrieben wurden (N. Wermuth, 1976a,b), brauchen sie

in dieser Arbeit nur in abgekürzter Form dargestellt zu
werden. Stattdessen können anwendungsbezogene Aspekte der
Methodik stärker betont werden.

Es ist das Ziel dieser Arbeit, anhand von mehreren Datenbei-
spielen zu zeigen, welche Zusammenhangsanalysen bei verschiedenen medizinischen Fragestellungen eingesetzt werden
können. Das Gewicht in der Darstellung liegt auf Anwendungen
der Methodik, nicht auf der inhaltlichen Interpretation. Die
Daten stammen vorwiegend aus zwei von der Deutschen Forschungsgemeinschaft geförderten Projekten, nämlich aus der pros-
pektiven Studie "Schwangerschaftsverlauf und Kindesentwicklung" und aus dem Sonderforschungsbereich 36. Darüberhinaus wird ein Überblick über statistische Verfahren gegeben,
die bisher bei ähnlichen Fragestellungen herangezogen
wurden, also als Alternativverfahren in Frage kommen. So
werden die Beziehungen der hier vorgestellten Zusammenhangsanalyse zur Faktoren- und zur Pfadkoeffizientenanalyse,
zur Regressions- und zur Logitanalyse kurz diskutiert
sowie ihre Beziehungen zu solchen Verfahren, die die Strukturgleichheit eines Datenmaterials entweder sichern oder
prüfen sollen, d.h. zur Paarbildung und zu Standardisierungstechniken.

Im einzelnen werden die Theorie der Kovarianzselektion und
der logarithmisch-linearen Modelle kurz dargestellt (Kap.
2.1 und 2.2), um die formalen Ähnlichkeiten und die
wichtigsten Unterschiede deutlich zu machen. Kap. 2.3 führt
in die Systematik der prüfbaren Strukturen ein, während
in Kap. 2.4 bereits vorhandene wie auch einige neu erstellte
Computerprogramme vorgestellt werden, die für die Analysen
verwendet werden können. Im Anschluß daran werden Anwendungsmöglichkeiten behandelt. Zunächst wird in Kap. 3.1
gezeigt, wie die genannten Verfahren dazu verwendet werden
können, Einflüsse von sogenannten Stör- oder Hintergrundsfaktoren zu erkennen. In Kap. 3.2 wird die datengesteuerte
Suche nach einfachen Zusammenhangsstrukturen demonstriert.

In Kap. 3.3 schließlich wird vorgeführt, wie sich Hypothesen über Zusammenhangsstrukturen systematisieren lassen und wie sie geprüft werden können.

Da die einzelnen Datenanalysen den Leser anregen sollen, Probleme aus seinem eigenen Arbeitsgebiet auf ähnliche Weise zu lösen, werden die Rechenschritte so ausführlich beschrieben, daß sie ohne Schwierigkeiten nachvollzogen werden können, zumindest dann, wenn die zuvor genannten Computerprogramme mit herangezogen werden.

2. STATISTISCHE THEORIE UND RECHENVERFAHREN

Sowohl die Kovarianzselektion als auch das Anpassen
logarithmisch-linearer Modelle an eine Kontingenztafel
wurden zunächst als Verfahren zur Parameterreduktion angesehen, das heißt als Verfahren, die bei einem Mißverhält-
nis zwischen der Zahl der Beobachtungen und der Zahl der
zu schätzenden Parameter Abhilfe zu schaffen suchen.
So wurde zum Beispiel ein Rechenverfahren zum Anpassen
logarithmisch-linearer Modelle vorgeschlagen und programmiert (Y.M.M. Bishop (1967)), das in einer Studie über
die Todesfolgen mehrerer Narkosemittel benötigt wurde
(National Halothane Study). In dieser Studie sollten
für acht verschiedene Narkosemittel die Wahrscheinlichkeiten dafür, innerhalb von 6 Wochen nach der Narkose
an hepatitischer Nekrose zu sterben, geschätzt werden,
und zwar aufgegliedert nach Alter und Geschlecht der
Patienten, nach verschiedenen Risikofaktoren, nach früheren
Operationen und nach Operationsmethoden. Auch bei sehr
großem Datenmaterial konnte man nicht erwarten, Beobachtungs-
werte für jede einzelne Untergruppe zu erhalten. Infolgedessen mußten spezielle Verfahren (wie das Anpassen
logarithmisch-linearer Modelle) herangezogen werden, um
dennoch die Wahrscheinlichkeiten für jede der Untergruppen
schätzen zu können. Die eigenständige Bedeutung einzelner
Modelle wurde erst später untersucht (beispielsweise von
L. A. Goodman (1970), Y.M.M. Bishop (1971), J.E. Grizzle,
C.F. Starmer, G.G. Koch (1969), H.H. Ku, R. Varner,
S. Kullback (1971), N. Wermuth (1976a,b)).

Auf den ersten Blick scheinen die Kovarianzselektion
und logarithmisch-lineare Modelle wenig miteinander gemein
zu haben. Bei der Kovarianzselektion wird angenommen,
daß die quantitativen Variablen einer multivariaten Normal-
verteilung folgen, während für die logarithmisch-linearen
Modelle gilt, daß die qualitativen Variablen multinominal
verteilt sind. Beide Verteilungen sind jedoch lediglich Sonderfälle der multivariaten Exponentialfamilie; beide Theorien

können zur Datenanalyse genutzt werden, und beide eignen
sich dazu, Zusammenhangsstrukturen zu untersuchen. Darüber
hinaus lassen sich die dafür benötigten Rechenverfahren
in analoger Weise formulieren.

Einführende Beispiele

Um zu verdeutlichen, wie sich eine Gruppe von quantitativen
und eine Gruppe von qualitativen Variablen durch die
gleiche Zusammenhangsstruktur kennzeichnen läßt, beschreiben
wir zunächst für ein bestimmtes Modell zwei hypothetische
Variablengruppen und zwei konstruierte Zahlenbeispiele.
Wir wählen ein Zusammenhangsmodell für vier Variable,
in dem die Variablen 2, 3, 4 für jede gegebene Ausprägung
der ersten Variablen als (bedingt) unabhängig angenommen
werden. Die Bezeichnung für dieses Modell, die in Kapitel 2.3
näher erläutert wird, ist 12/13/14.

Für die folgenden vier quantitativen Variablen kann man
annehmen, daß Modell 12/13/14 ihre Interrelationen gut
beschreibt. Die Variablen sind Alter (Variable 1), Hochsprungleistung (Variable 2), Anzahl der eigenen Zähne (Variable 3) und Akkomodationsfähigkeit des Auges (Variable 4)
bei klinisch gesunden, erwachsenen Probanden. Die Variablen
2, 3 und 4 korrelieren alle deutlich mit dem Alter, mit
der Variablen 1. Das bedeutet, daß eventuelle Abhängigkeiten zwischen sportlicher Leistung, Zahl der Zähne und
Akkommodationsfähigkeit des Auges deswegen entstehen
können, weil jede dieser Variablen ein grober Indikator
für das Alter eines Probanden ist. Für gesunde Probanden
gleichen Alters jedoch läßt die Zahl der Zähne in der
Regel keinen Rückschluß auf die Akkommodationsfähigkeit
des Auges oder die Hochsprungleistung zu, noch kann man
Aussagen über die Anzahl der Zähne oder die Hochsprungleistung treffen, wenn man über die Akkommodationsfähigkeit informiert ist. Mit anderen Worten: bei gegebenen
Altersstufen (Variable 1) treten die Ausprägungen jeder
der drei weiteren Variablen unabhängig voneinander auf.

Ebenso kann man für die folgenden vier qualitativen Variablen
annehmen, daß die gleiche Zusammenhangsstruktur (Modell
12/13/14) die Abhängigkeiten gut widerspiegelt. Die vier
dichotomen Variablen sind Geschlecht (Variable 1),
X-Beine (Variable 2), Beinbehaarung (Variable 3) und
Kahlköpfigkeit (Variable 4) bei älteren Probanden. Die
Variablen 2, 3 und 4 sind alle geschlechtsabhängig, also
abhängig von der Ausprägung der Variablen 1. Aber weder
bei weiblichen noch männlichen Probanden wird man aus
vorhandenen X-Beinen auf Beinbehaarung oder Kahlköpfigkeit
schließen können, noch kann man Aussagen über die Bein-
form und die Beinbehaarung treffen, wenn man lediglich
darüber informiert ist, ob Kahlköpfigkeit vorliegt oder
nicht. Wiederum gilt, daß die Variablen 2, 3 und 4 für
vorgegebene Ausprägungen der Variablen 1 als unabhängig
angesehen werden können.

Nunmehr stellen wir zwei konstruierte Zahlenbeispiele
für das Modell 12/13/14 vor. Die Zahlen sind so gewählt,
daß die Modellannahmen genau zutreffen und daß die einfachen
Korrelationen der quantitativen (Abb. 1) und der
qualitativen (Abb. 2) Variablen übereinstimmen.

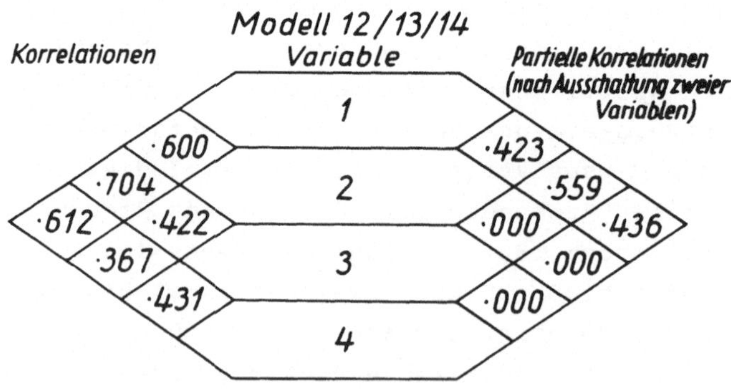

Abb. 1: Einführendes Beispiel für quantitative Daten.
(Diese Art der Darstellung einer Korrelationsmatrix
wurde von K.-H. Schicketanz übernommen (1974)).

In Abb. 1 sind für jedes der quantitativen Variablenpaare
einfache (linke Seite) und partielle (rechte Seite) Korrelationskoeffizienten angegegen. Es läßt sich zeigen, daß
es ausreicht, die Assoziationen zwischen den Variablenpaaren (1,2), (1,3) und (1,4) zu kennen, um die Assoziationen zwischen allen sechs Variablenpaaren zu erklären
oder zu reproduzieren.

Im einzelnen ist dies leicht nachzuprüfen. So gilt folgendes für die Korrelationskoeffizienten der Variablenpaare
(2,3), (2,4) und (3,4):

$$r_{23} = r_{12}r_{13} \qquad\qquad 0,422 = 0,600 \times 0,704$$

$$r_{24} = r_{12}r_{14} \qquad \text{oder} \qquad 0,367 = 0,600 \times 0,612$$

$$r_{34} = r_{13}r_{14} \qquad\qquad 0,431 = 0,704 \times 0,612.$$

Für die qualitativen Variablen sind in Abb. 2 die Fallzahlen je Ausprägungskombination (m_{ijkl}) aufgeführt.
Die Indices i,j,k,l bezeichnen dabei die Ausprägungen
(+ oder -) der Variablen 1, 2, 3 und 4. Weiter ist angegeben, wie sich jede Fallzahl in der sogenannten vierdimensionalen Kontingenztafel aus den Fallzahlen der zuge-

Modell 12/13/14

Ausprägungskombinationen	Variable 1 2 3 4	Fallzahlen m_{ijkl} =	$m_{ij..}$ ×	$m_{i.k.}$ ×	$m_{i..l}$ %	$m_{i...}^2$
	+ + + +	216	800	900	300	1000^2
	+ + + −	504	800	900	700	1000^2
	+ + − +	24	800	100	300	1000^2
	+ + − −	56	800	100	700	1000^2
	+ − + +	54	200	900	300	1000^2
	+ − + −	126	200	900	700	1000^2
	+ − − +	6	200	100	300	1000^2
	+ − − −	14	200	100	700	1000^2
	− + + +	36	200	200	900	1000^2
	− + + −	4	200	200	100	1000^2
	− + − +	144	200	800	900	1000^2
	− + − −	16	200	800	100	1000^2
	− − + +	144	800	200	900	1000^2
	− − + −	16	800	200	100	1000^2
	− − − +	576	800	800	900	1000^2
	− − − −	64	800	800	100	1000^2

<u>Abb. 2</u>: Einführendes Beispiel für qualitative Daten.

hörigen zweidimensionalen Randtafeln der Variablenpaare
(1,2), (1,3), (1,4) errechnen läßt. Dabei ist zum Beispiel die Randtafel 12 folgendermaßen definiert:

Variable		Fallzahl						
1	2	$m_{ij..}$ =		$\sum_{kl} m_{ijkl}$				
+	+	800	=	216	+ 504	+ 24	+ 56
+	−	200	=	54	+ 126	+ 6	+ 14
−	+	200	=	36	+ 4	+ 144	+ 16
−	−	800	=	144	+ 16	+ 576	+ 64

Es ist eines der Kennzeichen der Strukturen, die in dieser
Arbeit ausführlicher beschrieben werden, daß sich die
Zusammenhänge aller Variablen aus denjenigen von Teil-
gruppen der Variablen erklären lassen. Ein weiteres Kennzeichen der einfacheren Zusammenhangsstrukturen ist es,
daß bestimmte Variablenpaare bedingt unabhängig sind.
So sind für Modell 12/13/14 die Paare (2,3), (2,4), (3,4)
bedingt unabhängig gegeben Variable 1. Das zeigt sich
für quantitative Variable in den partiellen Korrelationskoeffizienten (vergleiche Abb. 1) und für qualitative
Variable bei einer Betrachtung der Fallzahlen in Teilkollektiven (Teiltafeln). Je mehr Variablenpaare bedingt
unabhängig sind, desto einfacher läßt sich im allgemeinen
das zugehörige Modell interpretieren. So besagt Modell
12/13/14, daß die Zusammenhänge zwischen den Variablen
2, 3 und 4 völlig verschwinden, wenn nur der Einfluß
der Variablen 1 ausgeschaltet wird.

Unsere beiden Zahlenbeispiele wären nicht viel mehr als
eine Spielerei oder eine rechnerische Kuriosität, ließen
sie sich nicht als Sonderfälle der anfangs genannten
Theorie der Kovarianzselektion und der Theorie der logarithmisch-linearen Modelle darstellen. Im Rahmen dieser
Theorien werden die unter bestimmten verteilungstheoretischen
Annahmen möglichen Zusammenhangsstrukturen deutlich

gekennzeichnet. Weiterhin wird angegeben, wie sich aus
beobachteten Werten diejenigen Werte berechnen lassen,
die unter bestimmten Modellannahmen zu erwarten sind.
Schließlich liefern diese Theorien Kriterien, die es er-
lauben, die Abweichungen zwischen beobachteten und erwarteten Werten zu beurteilen. In dieser Reihenfolge
werden nunmehr Teilaspekte der beiden Theorien kurz
dargestellt, nämlich

1. die Parametrisierung, die zu den verschiedenen Modellen
   führt,

2. die Maximum-Likelihood-Schätzer und

3. die Likelihood-Quotienten-Prüfgrößen.

2.1 Theorie der Kovarianzauswahl

Für p gemeinsam normalverteilte Variable (mit Erwartungs-
wert $\underset{\sim}{0}$) gibt es gemeinhin, das heißt ohne zusätzliche
Annahmen über die Art der Kovarianzstruktur, $p(p+1)/2$
Parameter, nämlich p den Varianzen und $(\frac{p}{2})$ den Kovarianzen
entsprechende Paramter. Genauer gesagt läßt sich die
Dichtefunktion von p multivariat normalverteilten Variablen
mit unbekannter Kovarianzstruktur wie folgt schreiben:

$$(1) \qquad f(\underset{\sim}{x}) = (\frac{1}{2\pi})^{p/2} |\underset{\sim}{\Sigma}|^{-1/2} \exp. \left\{ - \frac{1}{2} \underset{\sim}{x}^T \underset{\sim}{\Sigma}^{-1} \underset{\sim}{x} \right\}.$$

Dabei ist $\underset{\sim}{x}$ ein $(p \times 1)$-dimensionaler Vektor von Beob-
achtungen x_1, x_2, ..., x_p, $\underset{\sim}{\Sigma}$ und $\underset{\sim}{\Sigma}^{-1}$ seien beide positiv
definite symmetrische Matrizen. Dann sind die Elemente
in den Positionen (i,j), (i,i) der Matrix $\underset{\sim}{\Sigma}$ die Kovarianz
σ_{ij} zwischen x_i und x_j, beziehungsweise die Varianz σ_{ii}
von x_i. Das (i,j)-te Element der Inversen $\underset{\sim}{\Sigma}^{-1}$ wird die
Konzentration von x_i und x_j genannt und mit σ^{ij} bezeichnet.
Die Determinate $|\underset{\sim}{\Sigma}|$ der Kovarianzmatrix $\underset{\sim}{\Sigma}$ ist eine Skalar-
funktion der Parameter σ^{ij}.

Werden den Parametern σ^{ij} keine Beschränkungen auferlegt,
so erhält man den Maximum-Likelihood Schätzer $\underset{\sim}{\hat{\Sigma}}$ für die

Kovarianzstruktur $\underset{\sim}{\Sigma}$ aus der beobachteten Kovarianzmatrix
$\underset{\sim}{S}$. Mit n Beobachtungen für jede der p Variablen ist das
Element in der Position (i,j) der beobachteten Kovarianz-
matrix sowie der beobachteten Korrelationsmatrix R durch

$$(2) \quad s_{ij} = \frac{1}{n-1} \sum_{l=1}^{n} (x_{il}-\bar{x}_i)(x_{jl}-\bar{x}_j); \quad r_{ij} = \frac{s_{ij}}{s_{ii}^{1/2} \, s_{jj}^{1/2}}$$

definiert, wobei $\bar{x}_i = \frac{1}{n} \, x_{il}$ den Mittelwert der i'ten Variablen angibt. Für den Maximum-Likelihood Schätzer gilt so-
dann: $n \, \underset{\sim}{\hat{\Sigma}} = (n-1) \, \underset{\sim}{S}$.

Bei der Theorie der Kovarianzauswahl geht A.P. Dempster
(1972) von der Situation aus, in der einige der Parameter
σ^{ij} (für $i \neq j$) gleich Null gesetzt werden. Es sind in diesem
Fall weniger als $p(p+1)/2$ Parameter zu schätzen; die
Inverse der Kovarianzmatrix $\underset{\sim}{\Sigma}^{-1}$ ist durch ein bestimmtes
Muster von Nullen gekennzeichnet.

A.P. Dempster zeigt unter anderem, daß es unter diesen
Bedingungen einen, und nur einen, Schätzer $\underset{\sim}{\hat{\Sigma}}$ für $\underset{\sim}{\Sigma}$ gibt,
derart, daß jede Kovarianz, die nicht einer Null-Konzentra-
tion entspricht, nennen wir sie σ_{rt}, mit Hilfe der zugehörigen Stichprobenkovarianz geschätzt wird. Jedes (r,t)-Ele-
ment in $\underset{\sim}{\hat{\Sigma}}$ ist somit durch (2) bestimmt. Es ist $n\hat{\sigma}_{rt}=(n-1)s_{rt}$.
Alle weiteren Elemente in $\underset{\sim}{\hat{\Sigma}}$ sind durch das Muster der Nullen
in $\underset{\sim}{\Sigma}^{-1}$ impliziert und stimmen im allgemeinen nicht
mit den beobachteten Kovarianzen überein. Die so definierte
Matrix $\underset{\sim}{\hat{\Sigma}}$ ist ein Maximum-Likelihood-Schätzer. A.P. Dempster
schlägt zwei verschiedene Rechenverfahren vor, mit denen
$\underset{\sim}{\hat{\Sigma}}$ im Einzelfall bestimmt werden kann: einen Newton-
Raphson-Algorithmus und einen zyklischen Anpassungsalgorith-
mus. Beide Verfahren sind rechentechnisch aufwendig,
da zahlreiche Iterationen nötig sind, ehe man den Schätzer
erhält. Ein verkürzter programmierter Algorithmus wurde
von N. Wermuth, E. Scheidt (1977) vorgeschlagen.

Die Likelihoodfunktion, L, für die Dichte in (1) ist
proportional ($\propto$) der Determinante von $\hat{\underset{\sim}{\Sigma}}$, wenn die
Parameter σ_{ij} durch die Maximum Likelihood-Schätzer $\hat{\sigma}_{ij}$
ersetzt werden:

$$(3) \qquad L = \prod_{l=1}^{n} f(x_l) \propto \left| \hat{\underset{\sim}{\Sigma}} \right|^{-\frac{n}{2}} .$$

Bezeichnen nun L_1 und L_2 die Likelihoodfunktionen für
zwei verschiedene Kovarianzstrukturen, $\underset{\sim}{\Sigma}_1$ und $\underset{\sim}{\Sigma}_2$,
so erhält man die - für große Beobachtungszahlen- an-
nähernd Chi-Quadrat-verteilte Likelihood-Quotienten-
Prüfgröße ($LQ-\chi^2$) als

$$(4) \qquad LQ-\chi^2 = - n \ln \frac{\left| \hat{\underset{\sim}{\Sigma}}_1 \right|}{\left| \hat{\underset{\sim}{\Sigma}}_2 \right|} .$$

Daß sich die Modelle der Kovarianzauswahl nicht nur zur
Parameterreduktion, sondern auch dazu eignen, Zusammenhangsstrukturen zu untersuchen, wurde von N. Wermuth
(1976a) betont. Dort wird gezeigt, daß eine Konzentration
ein Vielfaches eines partiellen Korrelationskoeffizienten
ist und daß sich infolgedessen jedes der oben beschriebenen Modelle durch einfache Unabhängigkeitshypothesen
beziehungsweise Zusammenhangsstrukturen charakterisieren
läßt. Wenn $\rho_{ij.K}$ den partiellen Korrelationskoeffizienten
zwischen x_i und x_j unter Ausschaltung aller (p-2) anderen
Variablen bezeichnet, so läßt sich $\rho_{ij.K}$ als einfache
Funktion der Elemente in der inversen Kovarianzmatrix
schreiben:

$$(5) \qquad \rho_{ij.K} = \frac{- \sigma^{ij}}{(\sigma^{ii}\sigma^{jj})^{1/2}} .$$

Somit folgt aus einer Nullkonzentration $\sigma^{ij} = 0$, daß der
partielle Korrelationskoeffizient $\rho_{ij.K}$ gleich Null ist.

In der genannten Arbeit wird weiter gezeigt, wie sich
die Likelihoodprüfgröße für ein bestimmtes Modell leicht
berechnen läßt, ohne daß der Maximum-Likelihood Schätzer $\underset{\sim}{\Sigma}$

explizit bestimmt werden muß. Darüberhinaus wird für
einige Modelle der Schätzer $\hat{\underset{\sim}{\Sigma}}$ in geschlossener Form dargestellt. Eine Zusammenfassung dieser Ergebnisse für
p=4 Variable wird in Kapitel 2.3 gegeben.

2.2. <u>Theorie der logarithmisch-linearen Modelle</u>

Für p diskrete Variable, von denen angenommen wird, daß
sie multinomial verteilt sind, ist die Zahl der Parameter
in Modellen für verschiedene Zusammenhangsstrukturen von
der Anzahl der Klassen oder Ausprägungen pro Variable
abhängig. Gegeben sei ein bestimmtes Kontingent von n
Beobachtungen. Jede einzelne Beobachtung wird nach den
Ausprägungskombinationen $(i_1, i_2, \ldots i_p)$ der p Variablen
klassifiziert. Dabei habe die j-te Variable $i_j = 1, \ldots, I_j$
Kategorien (für $j = 1, \ldots, p$). Man erhält auf diese Weise
eine sogenannte p-dimensionale Kontingenztafel mit $\prod_j I_j$
Zellen. Es sei $n_{i_1, i_2, \ldots, i_p}$ die beobachtete und $m_{i_1, i_2, \ldots i_p}$
die erwartete Fallzahl in der Zelle $(i_1, i_2, \ldots, i_p)$. Dann
lassen sich die Multinomialverteilung, die Likelihood
und die Likelihood-Quotientenprüfgrößen ($LQ-\chi^2$) wie folgt
schreiben ($\forall i_j, \forall j$):

$$P = \frac{(n!)(n^{-n})}{\prod (n_{i_1, i_2, \ldots i_p})!} \prod_{i_1, \ldots, i_p} (m_{i_1, i_2, \ldots, i_p})^{n_{i_1, \ldots, i_p}}$$

$$L \propto \prod (m_{i_1, i_2, \ldots, i_p})^{n_{i_1, i_2, \ldots, i_p}} \tag{6}$$

$$LQ-\chi^2 = -2 \ln \left[\prod \left(\frac{\hat{\hat{m}}}{\hat{m}} \right)^{n_{i_1, i_2, \ldots, i_p}} \right].$$

Dabei bezeichnen $\hat{\hat{m}}$ und $\hat{m}$ die Maximum-Likelihood-Schätzer
für zwei verschiedene Modelle. Mit Hilfe der Prüfgröße
$LQ-\chi^2$ läßt sich beurteilen, wie sehr die beiden Schätzer
voneinander abweichen.

Man spricht von einem logarithmisch-linearen Modell, weil
der Logarithmus der erwarteten Fallzahl $m_{i_1,i_2,\ldots,i_p}$
sich als Summe mehrerer Parameter schreiben läßt. Diese
Parameter werden hier mit u bezeichnet. Im sogenannten
gesättigten Modell (L. Goodman, 1970) ist die Zahl der
unabhängigen Parameter gleich der um eins reduzierten
Zahl der Zellen, also gleich $(\prod_j I_j)-1$.

Für eine dreidimensionale Kontingenztafel schreiben wir
ein solches Modell aus. Es sei $(i_1,i_2,i_3) = (i,j,k)$ und
$(I_1,I_2,I_3 = I,J,K)$. Dann gilt im sogenannten gesättigten
Modell:

$$(7) \quad \ln m_{ijk} = u + u_{1(i)} + u_{2(j)} + u_{3(k)}$$
$$+ u_{12(ij)} + u_{13(ik)} + u_{23(jk)}$$
$$+ u_{123(ijk)}$$

$$\text{mit} \quad \sum_i u_{1(i)} = \sum_j u_{2(j)} = \sum_k u_{3(k)} = 0$$
$$\sum_j u_{12(ij)} = \sum_k u_{13(ik)} = 0 \;\; \forall i$$
$$\sum_i u_{12(ij)} = \sum_k u_{23(jk)} = 0 \;\; \forall j$$
$$\sum_j u_{23(jk)} = \sum_i u_{13(ik)} = 0 \;\; \forall k$$

$$\text{und}$$
$$\sum_i u_{123(ijk)} = 0 \;\; \forall jk$$
$$\sum_j u_{123(ijk)} = 0 \;\; \forall ik$$
$$\sum_k u_{123(ijk)} = 0 \;\; \forall ij \;\; .$$

Aus (7) ist ersichtlich, daß es insgesamt $I \times J \times K$ $(=1+(I-1)+$
$(J-1)+(K-1)+(I-1)(J-1)+(I-1)(K-1)+(J-1)(K-1)+(I-1)(J-1)(K-1))$
Parameter gibt, wenn keine zusätzlichen vereinfachenden
Annahmen hinsichtlich der Parameter gemacht werden. Die
Parameter des logarithmisch-linearen Modells werden - in
Analogie zur Varianzanalyse- als Interaktionen und Haupt-

effekte interpretiert.

Die suffizienten Statistiken für die einzelnen Parameter
sind die entsprechenden beobachteten Randtafeln (vgl. etwa
Y.M.M. Bishop, 1969). Beispielsweise ist die eindimensionale
Randtafel der ersten Variablen $n_{i..} = \sum_{jk} n_{ijk}$ suffizient
für $u_{1(i)}$, den Haupteffekt der ersten Variablen; $n_{ij.} = \sum_{k} n_{ijk}$
und n_{ijk} sind suffizient für $u_{12(ji)}$, beziehungsweise für
$u_{123(ijk)}$.

Für das gesättigte Modell (7) ist die gesamte dreidimensionale Kontingenztafel, also n_{ijk} (für alle i,j,k), die minimal
suffiziente Statistik. Das bedeutet, daß sich die Daten nicht
reduzieren lassen, ohne daß Information verloren geht (E.L.
Lehmann (1959)).

Parameterreduktionen oder Zusammenhangsmodelle ergeben sich
dadurch, daß mehrere der im gesättigten Modell aufgeführten
Parameter oder Interaktionen gleich Null gesetzt und infolgedessen nicht mehr geschätzt werden müssen. Wir werden
im Folgenden die sich ergebenden Modelle im dreidimensio-
nalen Fall etwas ausführlicher darstellen.

Bei drei Variablen interessieren im allgemeinen vier verschiedene Modelle:
(a)   es gibt keine Drei-Faktor-Interaktion,
(b)   es fehlen die Drei-Faktor- und eine Zwei-Faktor-
      Interaktion (= 1 bedingt unabhängiges Paar),
(c)   es fehlen die Drei-Faktor- und zwei Zwei-Faktor-
      Interaktionen (= 2 bedingt unabhängige Paare),
(d)   es gibt keine Interaktionen, nur Haupteffekte
      (= 3 bedingt unabhängige Paare).
Die Definition der Drei-Faktor-Interaktion in einer Kontingenztafel ist in der Literatur nicht einheitlich. Es gibt
einerseits die multiplikative (hier verwendete) Definition,
die auf M.S. Bartlett (1935) und S.N. Roy und M.A. Kastenbaum (1956) zurückgeht, sowie die additive Definition von

H.O. Lancaster (1969). Eine vorzügliche Diskussion der
Vor- und Nachteile jeder dieser Definitionen findet man
bei J.N. Darroch (1974, 1976).

Das Vorhandensein oder Fehlen von Interaktionen läßt sich
am einfachsten an den Teiltafeln einer 2^3-Tafel darstellen
(Tab. 1). Bevor wir zeigen, was eine fehlende Dreifaktor-
Interaktion beinhaltet, geben wir zunächst eine Definition
für die bedingte Unabhängigkeit eines Paares, d.h. für das
Fehlen der Drei- und einer Zwei-Faktor-Interaktion.

Tab. 1: Teiltafeln einer 2^3-Kontingenztafel mit erwarteten
Zellenwerten m_{ijk}

Variable 1		
+		−

Variable 2			Variable 2		
Var. 3 +	−		Var. 3 +	−	
+ m_{111}	m_{121}	$m_{1.1}$	+ m_{211}	m_{221}	$m_{2.1}$
− m_{112}	m_{122}	$m_{1.2}$	− m_{212}	m_{222}	$m_{2.2}$
$m_{11.}$	$m_{12.}$	$m_{1..}$	$m_{21.}$	$m_{22.}$	$m_{2..}$

Die Variablen 2 und 3 sind bedingt unabhängig, das heißt
unabhängig für jede Ausprägung der ersten Variablen, wenn

$$(8) \quad m_{1jk} = \frac{m_{1j.} \, m_{1.k}}{m_{1..}} \quad \text{und} \quad m_{2jk} = \frac{m_{2j.} \, m_{2.k}}{m_{2..}} \quad \forall jk$$

gilt. Diese Definition beinhaltet z.B., daß Proportionen
mit und ohne Aufgliederung nach der zweiten Variablen
gleich sein müssen. So gilt beispielsweise

$$m_{121}/m_{12.} = m_{1.1}/m_{1..} \; .$$

Es ist leicht zu zeigen, daß (9) in der 2^3-Tafel eine zu
(8) äquivalente Definition darstellt:

$$(9) \quad \frac{m_{111} m_{122}}{m_{112} m_{121}} = \frac{m_{211} m_{222}}{m_{212} m_{221}} = 1 \; .$$

Hierbei handelt es sich um zwei sogenannte Kreuzprodukt-Verhältnisse (K.P.V.). Haben beide K.P.V. einen Wert von Eins, so sind die Variablen 2 und 3 bedingt unabhängig. Von einer fehlenden Drei-Faktor-Interaktion spricht man, wenn die partiellen Assoziationen in allen Teiltafeln (im Sinne des Kreuzprodukt-Verhältnisses) gleich sind. M.W. Birch (1963) zeigte, daß die Forderung $u_{123(ijk)} = 0$ und die Forderung nach gleichen Assoziationen in Teiltafeln gleichbedeutend sind. Die Verallgemeinerung von (9) auf beliebige Kontingenztafeln wird dort ebenfalls dargestellt.

Für <u>Fall (a)</u>, den Fall ohne Drei-Faktor-Interaktion oder Modell 12/13/23 gilt (für zweiklassige Variable):

$$(10) \quad u_{123(ijk)} = 0 \iff \frac{m_{111}m_{122}}{m_{112}m_{121}} = \frac{m_{211}m_{222}}{m_{212}m_{221}} \quad .$$

Die minimal suffizienten Statistiken für die Parameter dieses Modells sind die zweidimensionalen Randtafeln der Variablenpaare 12, 13 und 23. Die Bezeichung dieses Modells mit 12/13/23 soll dies deutlich machen. Außerdem stimmen bei diesem Modell alle drei beobachteten zweidimensionalen Randtafeln mit den Randtafeln der Maximum-Likelihood-Schätzer überein:

$$(11) \quad \hat{m}_{ij.} = n_{ij.} ; \quad \hat{m}_{i.k} = n_{i.k} ; \quad \hat{m}_{.jk} = n_{.jk} \quad .$$

Als Beispiel für <u>Fall (b)</u> beschreiben wir Modell 12/13. Laut Modell fehlen die Drei-Faktor-Interaktion und die Zwei-Faktor-Interaktion der Variablen 2 und 3, die Zahl der Parameter ist noch geringer. Es gilt $u_{123(ijk)} = u_{23(jk)} = 0$ oder

$$(12) \quad \ln m_{ijk} = u + u_{1(i)} + u_{2(j)} + u_{3(k)} + u_{12(ij)} + u_{13(ik)} \quad \forall ijk$$

Die Zahl der zu Null gesetzten Parameter bestimmt die Freiheitsgrade eines Modells. So erhält man für Modell 12/13 von $u_{123(ijk)} = 0$ $(I-1)(J-1)(K-1)$ und von $u_{23(jk)} = 0$ $(J-1)(K-1)$ Freiheitsgrade.

Es läßt sich nun zeigen, daß die in (12) dargestellte Parametrisierung gleichbedeutend ist mit der Forderung, daß
sich jeder (erwartete) Zellenwert aus den zweidimensionalen
Randtafeln 12 und 13 multiplikativ errechnen lassen muß (Y.
M.M. Bishop und F. Mosteller (1969)). Genau gilt

$$(13) \quad u_{123(ijk)} = u_{23(jk)} = 0 \iff m_{ijk} = \frac{m_{ij.} \cdot m_{i.k}}{m_{i..}} \qquad \forall ijk.$$

Aus (12), (13) und (8) ist zu ersehen, daß Modell 12/13
auf verschiedene Weise interpretiert werden kann. Es ist
einerseits ein Modell mit zwei Zwei-Faktor-Interaktionen,
andererseits ein Modell mit genau einem bedingt unabhängigen Variablenpaar, dem Paar (2,3). Die Maximum-Likelihood-
Schätzer in diesem Modell sind $\hat{m}_{ijk} = n_{ij.} \cdot n_{i.k}/n_{i..}$. Infolgedessen stimmen die beobachteten Randtafeln 12, 13 wieder
mit den geschätzten Randtafeln überein. Für die Randtafel
der Variablen 23 ist dies dagegen -im Unterschied zu Modell
12/13/23- im allgemeinen nicht mehr der Fall.

Unter <u>Fall (c)</u> gibt es drei Modelle mit nur einer Zwei-
Faktor-Interaktion: die Modelle 12/3, 13/2 oder 23/1.
Zum Beispiel läßt sich Modell 12/3 durch jede einzelne
der in (14) angegebenen Bedingungen gleichwertig
charakterisieren:

$$(14) \quad \ln m_{ijk} = u + u_{1(i)} + u_{2(j)} + u_{3(k)} + u_{12(ij)} \qquad \forall ijk$$

$$m_{ijk} = \frac{m_{ij.} \cdot m_{..k}}{m_{...}} \qquad \forall ijk$$

$$1 = \frac{m_{111} m_{122}}{m_{112} m_{121}} = \frac{m_{211} m_{222}}{m_{212} m_{221}} = \frac{m_{111} m_{212}}{m_{112} m_{211}} = \frac{m_{121} m_{222}}{m_{122} m_{221}}$$

Für dieses Modell wird somit die bedingte Unabhängigkeit
der beiden Variablenpaare 23 und 13 gefordert. Die Variable 3
ist von den Variablen 1 und 2, zusammen, völlig unabhängig.

Schließlich bleibt noch <u>Fall (d)</u> (Modell 1/2/3) zu erwähnen, in dem die eindimensionalen Randtafeln minimal suffiziente Statistiken sind. Es ist dies das Modell ohne
Interaktionen, mit drei bedingt unabhängigen Variablenpaaren und somit mit drei völlig voneinander unabhängigen
Variablen:

$$(15) \quad \ln m_{ijk} = u + u_{1(i)} + u_{2(j)} + u_{3(k)} \quad \forall ijk$$

$$m_{ijk} = \frac{m_{i..}\, m_{.j.}\, m_{..k}}{m_{...}} \quad \forall ijk$$

<u>Abb. 3:</u> Hierarchie der dreidimensionalen Modelle

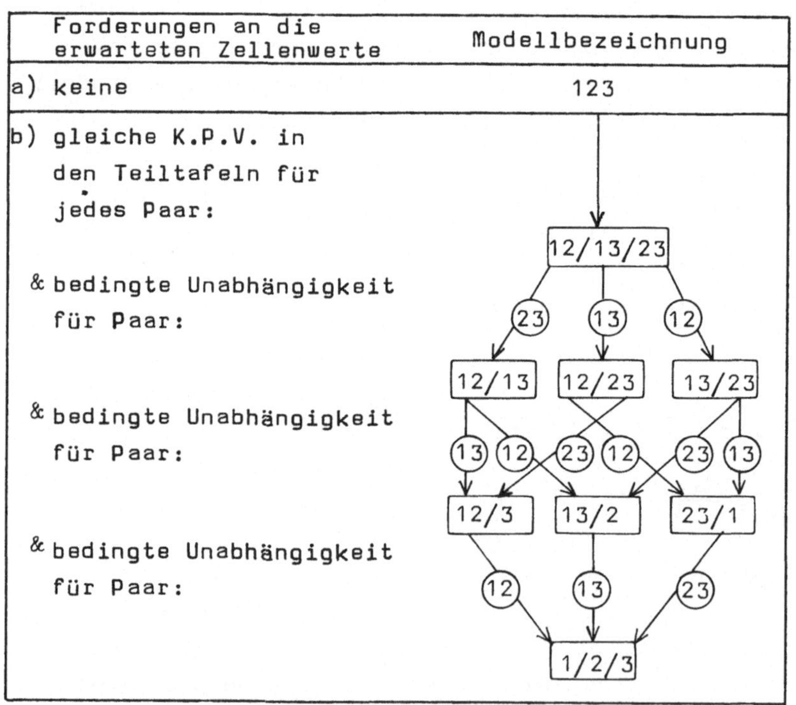

K.P.V. = Kreuzprodukt-Verhältnisse

Bei drei Variablen gibt es acht verschiedene (ungesättigte)
Modelle, bei vier Variablen sind es bereits 113 hierar-
chische Modelle (L. Goodman 1970; Y.M.M. Bishop, 1971).
Für viele dieser Modelle ist es schwierig, sachlich sinnvolle Interpretationen zu finden. Das ist kein Nachteil,
solange die Suche nach einem passenden logarithmisch-linearen Modell nur dazu dient, die Zahl der Parameter zu ver-
ringern. Ist es jedoch das Ziel einer Untersuchung, Zusammenhänge zwischen mehreren Variablen zu durchleuchten, so
wird es sinnvoll, sich auf jene Modelle zu konzentrieren,
die relativ einfach zu interpretieren sind.

2.3. Systematik einfacher Zusammenhangsstrukturen für normalverteilte und multinominal verteilte Variable

Als einfache Zusammenhangsstrukturen oder Assoziationsmuster kann man solche Strukturen bezeichnen, die sich
durch Unabhängigkeiten charakterisieren lassen und für
die keine iterativen Rechenverfahren verwendet werden müssen, wenn man Schätzwerte und Prüfgrößen berechnen will.
Diese Zusammenhangsstrukturen oder Modelle lassen sich
relativ leicht interpretieren und die erforderlichen Berechnungen bereiten keine große Mühe. Im Zusammenhang mit
Kontingenztafeln nannte man sie multiplikative Modelle
(L.A. Goodman (1970)). Die Bezeichnung rührt daher, daß
jeder einzelne erwartete Zellenwert sich multiplikativ
aus Randsummenbesetzungen ergibt (z.B. Y.M.M. Bishop, 1971).
beziehungsweise daher, daß sich die Likelihoodfunktion
faktorisieren läßt. Ähnliches gilt für einfache Zusammenhangsstrukturen normalverteilter Variabler (N. Wermuth,
1976a).

Will man ein gegebenes Modell interpretieren, so ist es
nötig, die Unabhängigkeitsbedingungen zu kennen, durch die
es charakterisiert ist. Diese Bedingungen lassen sich für
jedes Modell aus der Zahl und der Konstellation der bedingt unabhängigen Variablenpaare ableiten. Als Beispiel

beschreiben wir, wie sich die Interpretation des Modells
123/14 herleiten läßt. Alle Variablenpaare, die nicht in
der Bezeichnung eines multiplikativen Modells vorkommen,
sind als bedingt unabhängige Variablenpaare anzusehen.
Bei insgesamt vier Variablen, gibt es sechs verschiedene
Variablenpaare. In der Bezeichnung 123/14 sind die Paare
(1,2), (1,3), (2,3) und (1,4) enthalten, dagegen fehlen
die Paare (2,4) und (3,4). Laut Modellannahme ist deren
partielle Assoziation gegeben die restlichen Variablen
somit gleich Null. Bei normalverteilten Variablen folgt
daraus, daß die partiellen Korrelationskoeffizienten
$\varrho_{24.13} = \varrho_{34.12} = 0$ sein müssen. Aus dieser Forderung und
der Definition der partiellen Korrelationskoeffizienten
folgt, daß sowohl $\varrho_{24.1} = \varrho_{23.1}\varrho_{34.1}$ als auch $\varrho_{34.1} = \varrho_{23.1}\varrho_{24.1}$
zutreffen muß. Beides kann aber nur gelten, wenn $\varrho_{24.1} =$
$\varrho_{34.1} = 0$ und $\varrho_{23.14} = \varrho_{23.1}$ sind. In dieser Konstellation
von partiellen Korrelationen spiegelt sich wider, daß die
Variablenpaare (2,4) und (3,4) auch dann unabhängig sind,
wenn nur der Einfluß einer Variablen, der Variablen 1 ausgeschaltet wird. Die übliche Interpretation des Modells
123/14 schließt sich nunmehr unmittelbar an: Gegeben die
Variable 1 ist Variable 4 unabhängig von der gemeinsamen
Variablen 23.

Eine schematische Darstellung der verschiedenen möglichen
multiplikativen Modelle für insgesamt vier Variable wird
in Abb. 4 gegeben. In dieser Abbildung bedeutet "bekann-
te Partialkorrelation", daß der partielle Korrelationskoeffizient (nach Ausschalten zweier Variabler) den Wert
Null hat, und daß somit das zugehörige Variablenpaar bedingt unabhängig ist. Es läßt sich ablesen, welche Konstellation von bedingt unabhängigen Variablenpaaren zu jedem
einzelnen der Modelle gehört. Weiterhin ist zu sehen, daß
die marginale Korrelation eines jeden bedingt unabhängigen
Variablenpaares durch die Korrelation der bedingt abhän-
gigen Variablenpaare impliziert wird.

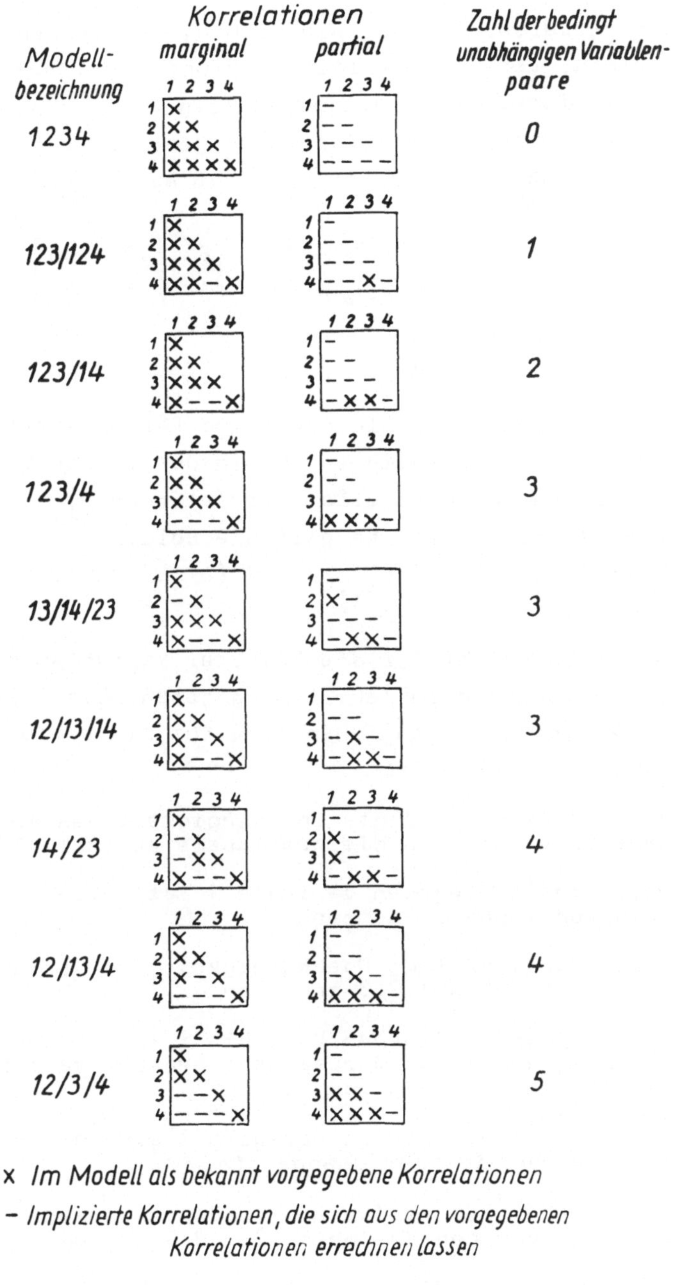

Korrelationen

Modell-bezeichnung	marginal	partial	Zahl der bedingt unabhängigen Variablen-paare
1234			0
123/124			1
123/14			2
123/4			3
13/14/23			3
12/13/14			3
14/23			4
12/13/4			4
12/3/4			5

x Im Modell als bekannt vorgegebene Korrelationen

− Implizierte Korrelationen, die sich aus den vorgegebenen
Korrelationen errechnen lassen

Abb. 4: Schematische Darstellung einfacher Strukturtypen
für eine vierdimensionale Korrelationsmatrix.

Um weiter zu verdeutlichen, wie sich die einzelnen Modelle unterscheiden, wird in Abbildungen 5 und 6 dargestellt, wie sich zwei einfache Korrelationsmatrizen verändern, wenn die unterschiedlichen Modellannahmen jeweils genau zutreffen. Die Ausgangsmatrizen sind für Abb.5 und Abb.6:

$$\begin{bmatrix} 1 & .5 & .5 & .5 \\ & 1 & .5 & .5 \\ & & 1 & .5 \\ & & & 1 \end{bmatrix} \quad \text{und} \quad \begin{bmatrix} 1 & .8 & .7 & .5 \\ & 1 & .6 & .4 \\ & & 1 & .3 \\ & & & 1 \end{bmatrix}$$

respektive. In beiden Abbildungen sind für jede Matrix jeweils einfache Korrelationen ϱ_{ij} in der linken Matrixhälfte angegeben und partielle Korrelationen $\varrho_{ij.K}$ in der rechten Matrixhälfte. Es gilt wie üblich

$$\varrho_{ij} = \sigma_{ij}/(\sigma_{ii}\sigma_{jj})^{1/2} \quad \text{und} \quad \varrho_{ij.K} = \sigma^{ij}/(\sigma^{ii}\sigma^{jj})^{1/2}.$$

Eine weitere Übersicht für die bei vier Variablen möglichen Modellarten wird in Tabelle 2 gegeben. Die jeweiligen Unabhängigkeitsinterpretationen sind für die einzelnen Modelle kurz zusammengefaßt:

a) Modell 123/124: Bedingte Unabhängigkeit des Variablenpaares (3,4) gegeben die gemeinsame Variable 12.

b_1) Modell 123/14: Gegeben Variable 1 ist Variable 4 unabhängig von 2 und 3 zusammen.

c_1) Modell 123/4: Völlige Unabhängigkeit der Variable 4 von den Variablen 1,2,3 zusammen.

c_2) Modell 13/14/23: Gegeben Variable 1 ist Variable 4 unabhängig von 2 und 3 zusammen; gegeben Variable 3 ist Variable 2 unabhängig von 1.

c_3) Modell 12/13/14: Gegeben Variable 1 sind die Variablen 2,3 und 4 voneinander unabhängig.

d_1) Modell 14/23: Die Variablen 1 und 4 zusammen sind völlig unabhängig von den Variablen 2 und 3 zusammen.

d_2) Modell 12/13/4 : Die Variable 4 ist völlig unabhängig von 1,2,3 zusammen; 2 und 3 sind unabhängig gegeben Variable 1.

e) Modell 12/3/4: Die Variablen 3, 4 zusammen sind von 1,2 zusammen völlig unabhängig.

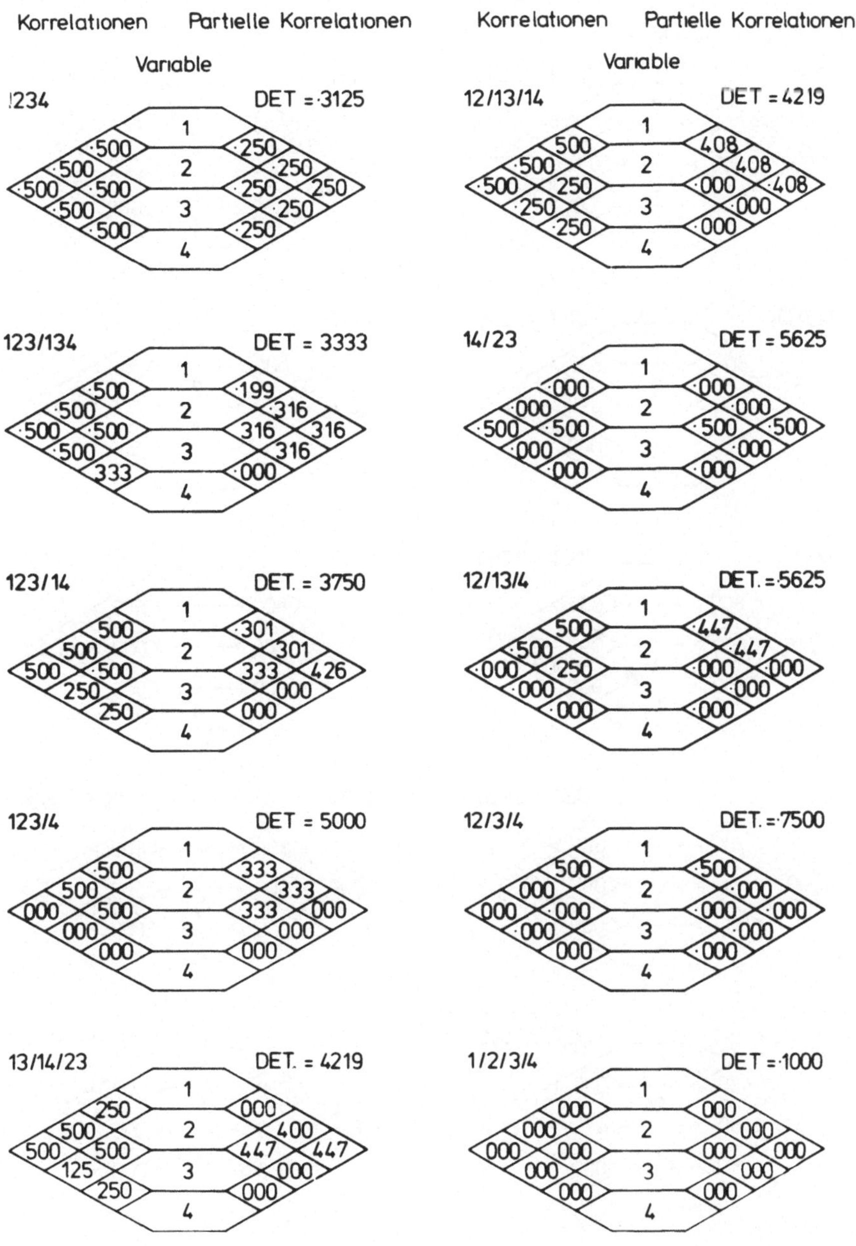

Abb. 5: Erstes hypothetisches Beispiel für einfache Strukturtypen in einer vierdimensionalen Korrelationsmatrix (links: Modellbezeichnung, rechts: die Determinante)

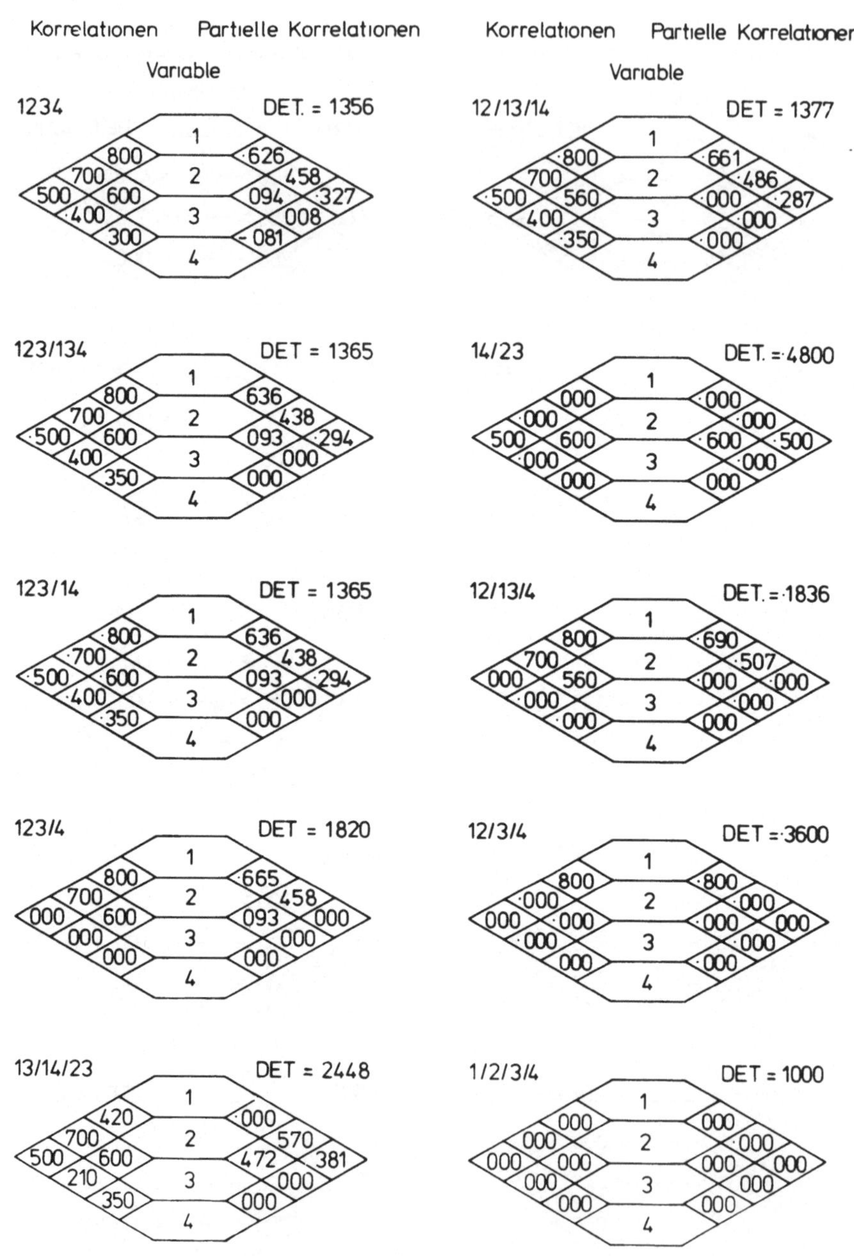

Abb. 6: Zweites hypothetisches Beispiel für einfache Strukturtypen in einer vierdimensionalen Korrelationsmatrix (links: Modellbezeichnung, rechts: die Determinante)

Tabelle 2: Assoziationsmuster für vier Variable

Modellart		Beispiele			
Fall	Zahl d. mögl. Muster	bedingt unabhängige Variablenpaare	Bezeichnung der Muster	Likelihood-Funktion ausgewertet mit dem M-L-Schätzer	implizierte marginale Assoziationen in einer Korrelationsmatrix
a	6	$(3,4)$	123/124	$T*_{123}+T_{124}-T_{12}$	$\rho_{34}=\dfrac{(\rho_{13}\rho_{14}+\rho_{23}\rho_{24})-\rho_{12}(\rho_{13}\rho_{24}+\rho_{14}\rho_{23})}{1-\rho^2_{12}}$
b_1	12	$(3,4)\ (2,4)$	123/14	$T_{123}+T_{14}-T_1$	$\rho_{34}=\rho_{13}\rho_{14}\ ;\ \rho_{24}=\rho_{12}\rho_{14}$
b_2	3	$(3,4)\ (1,2)$	13/14/23/24	iteratives Rechenverfahren nötig	
c_1	4	$(3,4)\ (2,4)\ (1,4)$	123/4	$T_{123}+T_4-T_0$	$\rho_{34}=\rho_{24}=\rho_{14}=0$
c_2	12	$(3,4)\ (2,4)\ (1,2)$	13/14/23	$T_{13}+T_{14}+T_{23}-(T_1+T_3)$	$\rho_{34}=\rho_{13}\rho_{14}\ ;\ \rho_{24}=\rho_{13}\rho_{14}\rho_{23}\ ;\ \rho_{12}=\rho_{13}\rho_{23}$
c_3	4	$(3,4)\ (2,4)\ (2,3)$	12/13/14	$T_{12}+T_{13}+T_{14}-2T_1$	$\rho_{34}=\rho_{13}\rho_{14}\ ;\ \rho_{24}=\rho_{12}\rho_{14}\ ;\ \rho_{23}=\rho_{12}\rho_{13}$
d_1	3	$(3,4)\ (2,4)\ (1,2)\ (1,3)$	14/23	$T_{14}+T_{23}-T_0$	$\rho_{34}=\rho_{24}=\rho_{12}=\rho_{13}=0$
d_2	12	$(3,4)\ (2,4)\ (1,4)\ (2,3)$	12/13/4	$T_{12}+T_{13}+T_4-(T_1+T_0)$	$\rho_{34}=\rho_{24}=\rho_{14}=0\ ;\ \rho_{23}=\rho_{12}\rho_{13}$
e	6	alle außer $(1,2)$	12/3/4	$T_{12}+T_3+T_4-2T_0$	$\rho_{34}=\rho_{24}=\rho_{23}=\rho_{14}=\rho_{13}=0$
f	1	alle	1/2/3/4	$T_1+T_2+T_3+T_4-3T_0$	$\rho_{34}=\rho_{24}=\rho_{23}=\rho_{14}=\rho_{13}=\rho_{12}=0$

$T_{123}:\ \displaystyle\sum_{ijk} n_{ijk.}\ln n_{ijk.}$ bzw. $\ln D_{123}$; $T_1:\ \displaystyle\sum_{i} n_{i...}\ln n_{i...}$ bzw. $\ln D_1$

$T_{14}:\ \displaystyle\sum_{il} n_{i..l}\ln n_{i..l}$ bzw. $\ln D_{14}$; $T_0:\ n_{....}\ln n_{....}$ bzw. $\ln 1$

f) Modell 1/2/3/4: Die vier Variablen sind völlig voneinander unabhängig.

Für Fall b_2, das ist für Modell 13/14/23/24 läßt sich
keine ähnlich einfache Interpretation ableiten, da dieses
Modell nicht multiplikativ ist.

Für mehr als vier Variable ist es nützlich, eine Regel zur
Hand zu haben, mit der für eine gegebene Folge von Variablenpaaren entschieden werden kann, ob sie zu einer einfachen
Zusammenhangsstruktur, d.h. zu einem multiplikativen Modell
führt. Zunächst wiederum ein Beispiel: Nehmen wir an, daß
bei fünf Variablen für die Paare (1,2), (1,3), (2,3) und
(4,5) bedingte Unabhängigkeit gefordert wird. Das resultierende
Modell gehört nicht zu den multiplikativen Modellen. Ein
Weg, der zu diesem Ergebnis führt, ist etwa der folgende:
man eliminiert die bedingten Assoziationen der einzelnen
Variablenpaare schrittweise. Diese Schritte kann man anschaulich dadurch beschreiben, daß man sich auf die Indizes der
Variablen konzentriert (N. Wermuth, 1976b):

<u>1. Schritt:</u> die Assoziation für das Variablenpaar (1,2)
wird eliminiert

$$(1,2): \qquad (12345) \to \frac{(1345)(2345)}{(345)}$$

<u>2. Schritt:</u> die Assoziation des Paares (1,3) wird zusätzlich
zu (1,2) eliminiert

$$(1,3) \text{ nach } (1,2): \frac{(1345)(2345)}{(345)} \longrightarrow \frac{(145)(2345)}{(45)}$$

<u>3. Schritt:</u> die Assoziation des Paares (2,3) wird zusätzlich
eliminiert

$$\begin{matrix}(2,3) \text{ nach} \\ (1,2) \text{ und } (1,3):\end{matrix} \frac{(145)(2345)}{(45)} \longrightarrow \frac{(145)(245)(345)}{(45)(45)}$$

<u>4. Schritt:</u> die Assoziation des Paares (4,5) kann nicht
auf einfache Weise eliminiert werden: Modell
14/15/24/25/34/35 ist kein multiplikatives
Modell.

Wir hielten uns an die folgende Regel, um bei jedem Schritt
die neue Indexkombinationen zu finden.

> Von den Indexkombinationen des Zählers des vorherge-
> henden Schrittes wähle man diejenige aus, die das
> Variablenpaar enthält, dessen Assoziation eliminiert
> werden soll. Diese Kombination wird durch drei neue
> Indexkombinationen ersetzt. Die eine Kombination im
> Nenner enthält alle Indices außer denen des ausge-
> wählten Variablenpaares. Die beiden Kombinationen
> im Zähler enthalten die gleichen Indices wie die im
> Nenner und zusätzlich den ersten beziehungsweise
> den zweiten Index des gewählten Variablenpaares.
> Es wird gekürzt.

Wenn ein ausgewähltes Variablenpaar in _mehreren_ Indexkombinationen des Zählers, beziehungsweise in _einer_ Index-
kombination des Nenners vorkommt, so kann diese Regel nicht
angewandt werden. Man versucht dann die Assoziation des
nächsten Variablenpaares zu eliminieren. Lassen sich trotz
Permutationen in der Reihenfolge der Variablenpaare nicht
alle Assoziationen eliminieren, so charakterisiert die vorgegebene Folge von Variablenpaaren kein multiplikatives
Modell. Zur Schätzung der Parameter sind sodann iterative
Rechenverfahren erforderlich(L.A. Goodman (1979), Y.M.M.
Bishop (1971), A.P. Dempster (1972), N. Wermuth (1976a)).

Die obige Regel erlaubt es, die Modellbezeichnung für
jedes multiplikative Modell niederzuschreiben, sofern
dieses durch eine Liste von bedingt unabhängigen Variablenpaaren gekennzeichnet ist: es sind dies die Indexkombinationen im Zähler des letzten Bruchs, die durch
Schrägstriche getrennt werden (vgl. Tabelle 2, Spalten 3,4).
Weiterhin erhält man nach dieser Regel die zur Berechung
von Likelihoodquotiententests erforderliche Information:
Die Likelihoodfunktion läßt sich genauso faktorisieren,
wie es die Indexkombinationen in Zähler und Nenner angeben
(vgl. Tabelle 2, Spalte 5). Die letzte Spalte der Tabelle 2
zeigt, welche Restriktionen ein gegebenes Modell den Korrelationskoeffizienten auferlegt. Analoges gilt für die
Phi-Koeffizienten (M.G. Kendall und A. Stuart, 1961) in einer
2^4-Kontingenztafel.

Nachdem bisher die Ähnlichkeiten zwischen Zusammenhangsstrukturen in Kontingenztafeln und Korrelationsmatrizen hervorgehoben wurden, ist es nunmehr an der Zeit, auf einen wichtigen Unterschied hinzuweisen. In einer Korrelationsmatrix normal-verteilter Größen gilt, daß partielle Assoziationen für alle Werte der Variablen unverändert sind. In einer Kontingenztafel sind dagegen verschiedene partielle Assoziationen für bestimmte Ausprägungen der weiteren Variablen zulässig. Das bedeutet, daß man für Daten, die zu einer Korrelationsmatrix reduziert worden sind, nicht mehr feststellen kann, ob sich partielle Assoziationen für bestimmte Werte weiterer Variabler verändern. Für Kontingenztafeln dagegen gibt es jedoch statistische Tests (z.B. Y.M.M. Bishop, 1971), N. Wermuth, B.K. Yun, H. Gönner, 1976), anhand derer überprüft werden kann, ob partielle Assoziationen (in allen Teiltafeln) gleich sind oder nicht.

Eine Folge dieses Unterschiedes ist es, daß in Kontingenztafeln eine bestimmte Konstellation von marginalen Assoziationen manchmal so aussieht, als sei sie das Ergebnis eines einfachen Assoziationsmusters, während sie in Wirklichkeit aus sich ändernden partiellen Assoziationen folgt. N. Victor (1972) nannte den letzteren Fall eine Assoziationsüberdeckung. In Korrelationsmatrizen sind - gemäß Annahme - keine Assoziationsüberdeckungen möglich; ein bestimmtes Assoziationsmuster impliziert bei multivariat-normalverteilten Variablen eindeutig bestimmte marginale Korrelationen und umgekehrt.

2.4 Rechenverfahren und Computerprogramme

Für die im nächsten Kapitel beschriebenen Anwendungen der Theorie der Kovarianz-Selektion und der Theorie der logarithmisch-linearen Modelle wurden sowohl vorhandene Rechenverfahren und Computerprogramme verwendet, als auch neue Rechenverfahren entwickelt und spezielle Computerprogramme

erstellt. Alle Programme wurden (in Fortran IV) für die
Rechenanlage CD 3300 der Universität Mainz entweder
adaptiert oder neu geschrieben.

Zum Anpassen eines vorgegebenen logarithmisch-linearen
Modells an eine Kontingenztafel wurde das ECTA-(Everybody's
Contingency Table Analysis) Program von L. Goodman,
University of Chicago, benutzt. Der dabei verwendete
zyklische Anpassungsalgorithmus wurde von Y.M.M. Bishop
(1967) aus einem Rechenverfahren von W.E. Deming und
F.F. Stephan (1940) entwickelt, von S. Fienberg (1970)
diskutiert und von S. Haberman (1974) als Fortran-Programm
veröffentlicht. Zum Anpassen eines vorgegebenen Kovarianz-
selektionsmodells wurde eine abgeänderte Version des zyklischen Anpassungsalgorithmus von A.P. Dempster (1972)
entwickelt und neu programmiert (N. Wermuth und
E. Scheidt, 197⁷). Programme zur Verarbeitung der Rohdaten
wurden freundlicherweise von E. Scheidt, Universität Mainz,
zur Verfügung gestellt, insbesondere ein Auszählprogramm
zum Erstellen von Kontingenztafeln, sowie Programme zum
Berechnen und Ausdrucken von Korrelationsmatrizen. Ein
weiterführendes Programm zum Erstellen, Verändern und Zu-
sammenfassen von Kontingenztafeln ist fast ausgetestet
(N. Wermuth, T. Wehner, H. Gönner, G. Schneidewind, 197).
Die umfangreichen Programme für die datengesteuerte Suche
(N. Wermuth, 1976b) nach einfachen Zusammenhangsstrukturen
sowohl in Korrelationsmatrizen als auch in Kontingenztafeln
wurden neu geschrieben (N. Wermuth, T. Wehner, H. Gönner, 1976).
Außerdem wurde ein Programm speziell zur Prüfung der Aus-
wirkungen von Hintergrund-Faktoren erstellt (N. Wermuth,
 B.K. Yun, H. Gönner, 1976). Angaben darüber, wieviel
Rechenzeit für verschiedenene Beispiele auf der Rechen-
anlage CD 3300 benötigt wurde, befinden sich in diesen
Arbeiten. Für unsere Berechnungen wurden außerdem
Unterprogramme von M. Budenz, und O. Schwentker, Univer-
sität Mainz, sowie ein Faktorenanalysenprogramm von
V. Hodapp, Universität Mainz, zur Verfügung gestellt.

3. ANWENDUNGEN IN DER MEDIZIN

An Beispielen aus dem Bereich der Medizin und der
Psychologie soll im folgenden gezeigt werden, wie die
Theorie der logarithmisch-linearen Modelle und die
Theorie der Kovarianzauswahl zur Zusammenhangsanalyse
verwendet werden können. Eine wichtige Einzelfrage bei
komplexen wechselseitigen Beziehungen ist die, ob Stör-
oder Hintergrund-Faktoren einen hauptsächlich untersuchten
Zusammenhang wesentlich beeinflussen oder verändern.
Wegen der Wichtigkeit dieser Frage wird sie in einem
eigenen Kapitel (Kap. 3.1) behandelt.

Ein Urteil darüber, wie gewichtig einzelne Faktoren in
einer mehrdimensinalen Struktur sind, ist möglich, wenn
man weiß, welche einfachen Zusammenhangsstrukturen eine
gegebene Datenmenge gut beschreiben. Eine Entscheidung
welche Zusammenhangsstrukturen gut mit den Beobachtungen
zu vereinbaren sind, ist im Rahmen von datengesteuerten
(Kap. 3.2) oder von hypothesegesteuerten (Kap. 3.3)
Analysen möglich. Datengesteuerte Analysen werden hauptsächlich eingesetzt, um einen ersten Überblick zu gewin-
nen, um zu erfahren, wie viele und welche Variable bei
einer bestimmten Gesamtzahl von Beobachtungen gleichzeitig betrachtet werden können. Sie sind ebenfalls sinnvoll, wenn nur Häufigkeiten oder Korrelationen zu schätzen sind, die inhaltliche Interpretation einer Zusammenhangsstruktur aber weniger interessiert. Bei hypothesengesteuerten Analysen müssen bereits Kenntnisse über die
möglichen Interrelationen vorliegen - sei es aus inhalt-
chen Überlegungen , sei es aus datengesteuerten Analysen
in Vorstudien -, so daß gezielte Fragen hinsichtlich
einer Struktur formuliert und geprüft werden können.

Bei allen Analysen nehmen wir an, daß die vorliegenden
Daten Stichproben von multinomialverteilten oder normalverteilten Variablen darstellen, Ferner wird unterstellt,

daß alle wesentlichen Variablen bekannt sind und in die
Untersuchung einbezogen wurden und daß sie darüberhinaus genau beobachtet bezw. gemessen werden konnten. Wir
überprüfen jeweils, ob die verteilungstheoretischen Annahmen zumindest annähernd erfüllt sein können.

Die Vorraussetzung, daß alle untersuchten Variablen
normalverteilt sind, ist wesentlich restriktiver als
die, daß sie einer Multinominalverteilung folgen. Bei
normalverteilten Variablen messen Korrelationskoeffizienten (einfache und partielle) die Assoziationen aller
Variablen. Unterschiedliche Assoziationen für bestimmte
Wertebereiche einer Variablen kommen - gemäß Annahme -
dabei nicht vor. Infolgedessen kann, sobald Daten bereits
in Form einer Korrelationsmatrix vorliegen, weder festgestellt
noch überprüft werden, ob es nicht doch sich verändernde
partielle Assoziationen gibt.

Bei multinomial-verteilten Variablen hingegen, sind
unterschiedliche partielle Assoziationen zulässig, das
heißt,daß die Assoziation eines Variablenpaares sich
ändern kann, je nachdem welches Teilkollektiv der übri-
gen Variablen man betrachtet. Ob Assoziationen in Teilkollektiven gleich sind (vgl. Kap. 2.2), ist überprüfbar.
Das bedeutet einerseits, daß in einer Kontingenztafel
situationsspezifischere Information enthalten sein kann,
als in einer Korrelationsmatrix, es bedeutet aber andererseits, daß ähnliche Fragestellungen mit Daten in
Kontingenztafeln oft nur mit aufwendigeren Verfahren
beantwortet werden können als mit Daten in einer Korrelationsmatrix. Diese Behauptung wird im folgenden Abschnitt konkretisiert.

3.1 <u>Erkennen und Ausschalten der Wirkung von Hintergrund-Faktoren</u>

Bei empirischen Untersuchungen sollten stets die Auswirkungen
von Hintergrund-Faktoren bedacht werden. Dies ist nötig,
um Fehlinterpretationen zu vermeiden. Es kann zum Beispiel
der Zusammenhang von zwei Variablen oder Merkmalen ver-
fälscht wiedergegeben werden, wenn der Einfluß eines
dritten Merkmals nicht erkannt wird. Bei medizinischen Studien werden mögliche Hintergrund-Faktoren wie Alter, Geschlecht,
Krankheiten in der Anamnese eines Patienten häufig routine-
mäßig miterfaßt. Wie stark jedoch solche Merkmale einen
untersuchten Zusammenhang beeinflussen oder gar verändern,
ist in jedem einzelnen Fall zu prüfen. Besonders wichtig
ist eine Überprüfung im allgemeinen, wenn die Vergleichbar-
keit verschiedener Kollektive nicht mit Hilfe von geplanten
Experimenten sichergestellt werden kann, und im besonderen,
wenn das ursächliche Wirken einer Variablen erforscht werden
soll (W.G. Cochran, 1965; Koller, 1964), also die Auswirkungen
von Hintergrund-Faktoren mit denen des vermuteten ursäch-
lichen Faktors verwechselt werden könnten.

Bei qualitativen oder klassifizierten quantitativen Merkmalen kann die Frage nach der Wirkung eines Hintergrund-
Faktors wie folgt gestellt werden: Genügt es, einen Zusammenhang so darzustellen, wie er sich im Gesamtkollektiv vor-
liegender Beobachtungen widerspiegelt oder muß die Aussage
über die Art des Zusammenhangs modifiziert werden, weil
in Teilkollektiven, die durch den Hintergrund-Faktor fest-
gelegt sind, andere Abhängigkeiten bestehen als im Gesamtkollektiv? Bei multivariat-normalverteilten Variablen
vereinfacht sich diese Frage zu: Stimmt eine einfache
Korrelation annähernd mit der zugehörigen partiellen
Korrelation (gegeben alle restlichen Variable) überein?

3.1.1. Methodik

Wir nehmen für qualitative wie auch für quantitative
Variable an, daß insgesamt n Beobachtungen für zwei hauptsächlich untersuchte Merkmale (Variable 1 und 2) und
für einen Hintergrund-Faktor (Variable 3) vorliegen.
Dabei kann der Hintergrund-Faktor entweder ein einzelnes
Merkmal oder eine Kombination aus mehreren Einzelmerkmalen
sein. Ein wesentlicher Einfluß des Hintergrund-Faktors
liegt vor, wenn entweder in Teilkollektiven des Hintergrund-Faktors verschiedene Assoziationen vorliegen, oder
wenn nur die marginale und die partielle Assoziation sich
wesentlich voneinander unterscheiden. Die Prüfung, ob die
Assoziation in allen Teilkollektiven des Hintergrund
Faktors gleichartig ist, ist - nur bei qualitativen oder
klassifizierten quantitativen Variablen - anhand der Prüfgröße χ^2 $[12/13/23]$ für Modell 12/13/23 möglich. Pearsons
Chi-Quadrat-Wert und die Likelihood-Quotienten-Prüfgröße
für die marginale Unabhängigkeit der Variablen 1 und 2
bezeichnen wir mit χ^2 und $\chi^2 1/2$, respektive; diejenige
für die partielle Assoziation dieser Variablen bezeichnen wir mit χ^2 part. 12 . Die Prüfgröße schließlich für die
bedingte Unabhängigkeit der Variablen 1 und 2 bzw. für
Modell 13/23 sei mit χ^2 $[13/23]$ bezeichnet.

In einer Kontingenztafel wird Modell 12/13/23 bzw. die
Hypothese H_{01}: $u_{123(ijk)} = 0$ $\forall$ ijk mit der Teststatistik

$$(16) \quad \chi^2 [12/13/23] = -2 \ln \prod_{ijk} \left[\frac{\hat{m}_{ijk}}{n_{ijk}} \right]^{n_{ijk}}$$

überprüft, die für große n annähernd Chi-Quadrat-verteilt
mit $(I-1)(J-1)(K-1)$ Freiheitsgraden ist. Die Notation
wurde von Kap. 2.2 übernommen, n_{ijk} ist die beobachtete,
$\hat{m}_{ijk}$ ist die für Modell 12/13/23 geschätzte Fallzahl
für die Ausprägungskombination i,j,k der drei Variablen,

die insgesamt je I,J,K Ausprägungen besitzen. Die
Maximum-Likelihood-Schätzer $\hat{m}_{ijk}$ sind durch Bedingung (11)
Kap. 2.2 eindeutig definiert.(M.W. Birch 1963, S.N. Roy
und M.A. Kastenbaum 1956) und werden mittels eines
iterativen Rechenverfahrens (Y.M.M. Bishop, 1969)
ermittelt.

Wird H_{01} abgelehnt, so bestehen ungleichartige Abhängigkeiten in den Teilkollektiven und unsere Ausgangsfrage
ist beantwortet: es liegt ein wesentlicher Einfluß des
Hintergrund-Faktors vor. In diesem Fall wäre es irreführend,
nur den Zusammenhang im Gesamtkollektiv zu präsentieren
und zu interpretieren. Stattdessen muß die Art des Zusammenhangs für die Variablen 1 und 2 in jedem der K Teilkollektive des Hintergrund-Faktors getrennt beschrieben
werden.

Wird dagegen H_{01} nicht abgelehnt, so sind zur Beurteilung
des Hintergrund-Faktors zwei weitere Hypothesen zu prüfen,
diejenigen, daß die partielle (H_{02}) und daß die marginale
(H_{03}) Abhängigkeit der Variablen 1 und 2 fehlen. Stimmen
die Testergebnisse für H_{02} und H_{03} überein, derart, daß
entweder beide ein signifikantes oder beide ein nicht-
signifikantes Resultat ergeben, so kann man folgern, daß
der Einfluß des Hintergrund-Faktors auf den Zusammenhang zwischen Variable 1 und 2 unerheblich ist. Es genügt
in diesem Fall, den Zusammenhang im Gesamtkollektiv darzustellen. Wird dagegen H_{03} abgelehnt, ohne daß H_{02} ver-
worfen werden kann, so bedeutet dies, daß im Gesamtkollektiv ein Zusammenhang durch den Hintergrund-Faktor nur
vorgetäuscht wird, daß die beiden Variablen aber tatsächlich in den Teilkollektiven voneinander unabhängig
sind. (Die Möglichkeit, daß H_{03} nicht abgelehnt werden
kann, wenn H_{02} abgelehnt wird, ist zwar theoretisch
nicht auszuschließen, aber praktisch fast nie zu erwarten).

Zu prüfen ist H_{02}: $u_{12(ij)} = 0$ $\forall ij$, unter der Voraussetzung $u_{123(ijk)} = 0$ $\forall ijk$, mit der Teststatistik

$$(17) \quad \chi^2 \left[\text{part. } 12 \right] = -2 \ln \prod_{i,j,k} \left[\frac{\hat{\hat{m}}_{ijk}}{\hat{m}_{ijk}} \right]^{n_{ijk}} \quad ,$$

die annähernd einer Chi-Quadrat-Verteilung mit $(I-1)(J-1)$ Freiheitsgraden folgt. Dabei ist $\hat{m}_{ijk}$ wie zuvor definiert und $\hat{\hat{m}}_{ijk}$ ist der Maximum-Likelihood-Schätzer für dasjenige Modell, in dem die bedingte Unabhängigkeit der Variablen 1 und 2 postuliert wird (Modell 13/23):

$$(18) \quad \hat{\hat{m}}_{ijk} = \frac{n_{i.k} n_{.jk}}{n_{..k}} \quad .$$

Eine einfachere Berechnung von (17) ist möglich, wenn man berücksichtigt, daß für Likelihoodquotientenprüfgrößen die folgende Additivitätseigenschaft gilt:

$$(19) \quad \chi^2 \left[\text{part. } 12 \right] = \chi^2 \left[13/23 \right] - \chi^2 \left[12/13/23 \right]$$

Dabei ist

$$(20) \quad \chi^2 \left[13/23 \right] = -2 \ln \prod_{ijk} \left[\frac{\hat{\hat{m}}_{ijk}}{n_{ijk}} \right]^{n_{ijk}}$$

die Prüfgröße für Modell 13/23, bzw. für H: $u_{12(ij)} \equiv u_{123(ijk)} \equiv 0$ $\forall ijk$ (Birch 1963).

Marginale Unabhängigkeit liegt vor, wenn die beiden Variablen im Gesamtkollektiv unabhängig sind, wenn also die Hypothese H_{03}: $m_{ij.} = \frac{m_{i..} m_{.j.}}{m_{...}}$ gilt, die bei $(I-1)(J-1)$ FG geprüft wird,

mit $\quad \chi^2 \left[1/2 \right] = -2 \ln \prod_{ij} \left[\frac{n_{i..} n_{.j.}/n_{...}}{n_{ij.}} \right]^{n_{ij.}} \quad$ oder mit

$$(21)$$

$$\chi^2 = \sum (n_{...} n_{ij.} - n_{i..} n_{.j.})^2 / n_{...} n_{i..} n_{.j.} \quad .$$

In einer <u>Korrelationsmatrix</u> für normalverteilte Variable
ist Homogenität der Assoziation eine Annahme. Das bedeutet,
daß zur Prüfung der bedingten Unabhängigkeit nichts
weiter getestet wird als die Hypothese, daß ein partieller
Korrelationskoeffizient von Null verschieden ist.
Für den Likelihoodquotiententest berechnet man

$$(22) \quad \chi^2\left[13/23\right] = -n\left[\ln D_{123}-(\ln D_{13}+\ln D_{23}-\ln D_3)\right].$$

Es ist bekannt, daß diese Statistik für große Beobachtungszahlen, n, annähernd einer Chi-Quadrat-Verteilung mit einem
Freiheitsgrad folgt. D_{123}, D_{13}, D_3 bezeichnen dabei die
Determinanten der beobachteten Korrelationsmatrizen mit den
Variablen (1,2,3), (1,3), beziehungsweise (3). (16) folgt,
wie leicht zu erkennen ist, aus (3) sowie aus einer Berech-
nungsformel für die Determinante einer Korrelationsmatrix
(vgl. N. Wermuth, 1976a):

$$(23) \quad D_{123} = \frac{D_{13}D_{23}}{D_3}\,(1-r^2{}_{12.3}).$$

3.1.2. <u>Anwendungsbeispiele</u>

Die vier folgenden Kontingenztafelanalysen basieren auf
Daten* aus der von der Deutschen Forschungsgemeinschaft
1964 initiierten Studie "Schwangerschaftsverlauf und
Kindesentwicklung" (vgl. S. Koller, 1974). Bei den ersten
beiden Beispielen wird gefragt, ob die heterogene Zusammen-
setzung des Datenmaterials aus zahlreichen Kliniken den
beobachteten Zusammenhang zweier Variabler im Gesamtkollektiv bereits erklärt. Bei den beiden anderen Beispielen
wird untersucht, ob eine Aussage über den Zusammenhang
zweier Variabler einheitlich für alle Schwangeren gemacht
werden kann, oder ob zusätzliche Informationen über die
Anamnese der Schwangeren heranzuziehen sind. Zum einen
ist es also der Hintergrund-Faktor Klinik, zum anderen
der aus mehreren Einzelmerkmalen zusammengesetzte Hinter-

*Die Originaldaten sind im Anhang wiedergegeben.

grund-Faktor Anamnese, dessen Einfluß geprüft wird. Weitere
inhaltlich relevante Beispiele sind in N. Wermuth, B.K. Yun
und H. Gönner (1976) beschrieben.

3.1.2.1 Kliniksheterogenitäten

An der Studie "Schwangerschaftsverlauf und Kindesentwicklung"
arbeiten zahlreiche Frauenkliniken Deutschlands mit. Es
ist dabei die Regel, daß ein bestimmtes Merkmal, eine
bestimmte Variable unterschiedlich oft in den einzelnen
Kliniken beobachtet wird. Solche Unterschiede entstehen
zum Beispiel, wenn die Kliniken unterschiedliche Forschungs-
schwerpunkte und Spezialkliniken besitzen oder demographisch
anders geartete Einzugsgebiete haben und infolgedessen
unterschiedliche Patientengruppen behandeln. Wird nun
im Gesamtkollektiv der Patienten aus allen Kliniken ein
Zusammenhang zweier Merkmale beobachtet, so ist es
denkbar, daß dieser Zusammenhang nur durch Kliniksheterogenitäten vorgetäuscht wird, das heißt, nur dadurch,
daß jedes Merkmal verschieden häufig in den einzelnen
Kliniken vorkommt, und zwar aus Gründen, die in den
Besonderheiten der einzelnen Kliniken zu suchen sind,
nicht aber in einer echten Abhängigkeit der untersuchten
Variablen. Dies ist jeweils zu prüfen.

a) Glukosurie der Mutter und Neugeborene mit Auffälligkeiten

Bei 3.412 Geburten wurde ein inhaltlich kaum erklärbarer
Zusammenhang zwischen Glukosurie (Zucker im Urin) der
Mutter während der Schwangerschaft und der Zahl der Neugeborenen mit Auffälligkeiten beobachtet (Abb. 7). Als
Auffälligkeiten zählen dabei sowohl Naevi oder Haemangiome
als auch schwere Mißbildungen. Der nur scheinbare Zusammenhang mit Glukosurie ist dadurch erklärbar, daß zufällig
in einigen Kliniken häufiger als in anderen sowohl Glukosurie als auch Auffälligkeiten festgestellt wurden,

daß es aber in jeder einzelnen Klinik keinen Zusammenhang
gibt. Diese Tatsache spiegelt sich in den Prüfergebnissen
wider. Glukosurie und Auffälligkeiten sind in allen Kliniken
gleichartig miteinander verbunden: χ^2 [12/13/23] ist
nicht größer als das 95%-Quantil der zugehörigen Chi-
Quadrat-Verteilung mit 24 Freiheitsgraden, nicht größer
als $\chi^2_{.95;24}$. Darüberhinaus hängen Glukosurie und Auffälligkeiten in jeder Klinik nur so schwach zusammen, daß sie
noch als voneinander unabhängig zu beurteilen sind:
χ^2 [part. 12] ist nicht größer als $\chi^2_{.95;3}$.

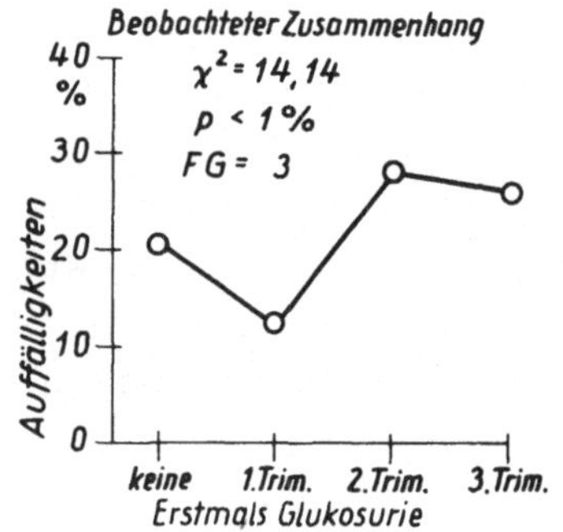

Prüfung auf Kliniksheterogenität

	LQ	FG	p
χ^2[12/13/23]	13,29	24	n s.
χ^2[13/23]	19,70	2 7	–
χ^2[part 12]	6,41	3	n.s.

Abb. 7: Prüfergebnisse für den Zusammenhang zwischen
Glukosurie der Mutter und Auffälligkeiten der
Neugeborenen.

Abbildung 8 zeigt die absoluten beobachteten sowie die
bei gleichartiger Assoziation erwarteten Fallzahlen für
jede einzelne Klinik. Wegen der kleinen Fallzahlen je
Klinik ist es - im Gegensatz zum Gesamtkollektiv -
nicht mehr sinnvoll, den prozentualen Anteil der Neugeborenen mit Auffälligkeiten anzugeben. In dieser Abb. 8
wird sichtbar, wie gering die Abweichungen zwischen beobachteten und für Modell 12/13/23 erwarteten Fallzahlen
tatsächlich sind, und was sich somit hinter dem rechnerischen
Ergebnis des nicht-signifikanten χ^2 [12/13/23] verbirgt.

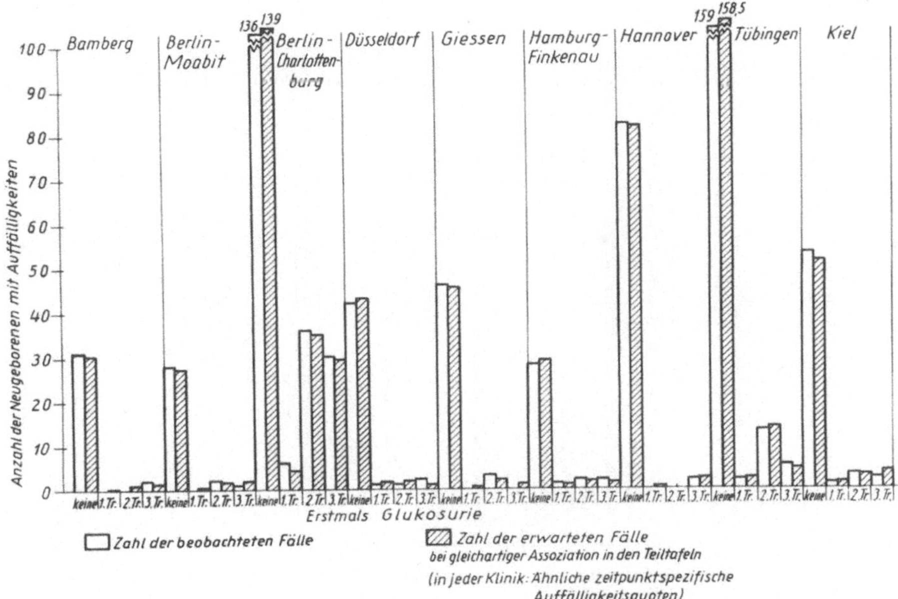

Abb. 8: Beobachtete und für Modell 12/13/23 erwartete Fallzahlen von Neugeborenen mit Auffälligkeiten (1), gegliedert nach Glukosurie der Mutter (2) und nach Kliniken (3).

Neben den erwarteten Fallzahlen bei gleichartiger Assoziation in allen Kliniken wurden im nächsten Schritt für jede einzelne Klinik diejenigen Fallzahlen berechnet, die bei Unabhängigkeit von Glukosurie und Auffälligkeiten in jeder Klinik zu erwarten sind; es wurden also die Erwartungswerte für Modell 13/23 geschätzt. χ^2 [13/23] mißt die Güte der Anpassung dieses Modells an die Daten. Wir betrachten sodann mit χ^2 [part. 12] die Unterschiede zwischen den beiden Arten von Erwartungswerten, da Modell 12/13/23 bereits im vorhergehenden Schritt den Daten angepaßt wurde. Abb. 9 zeigt diese Abweichungen.

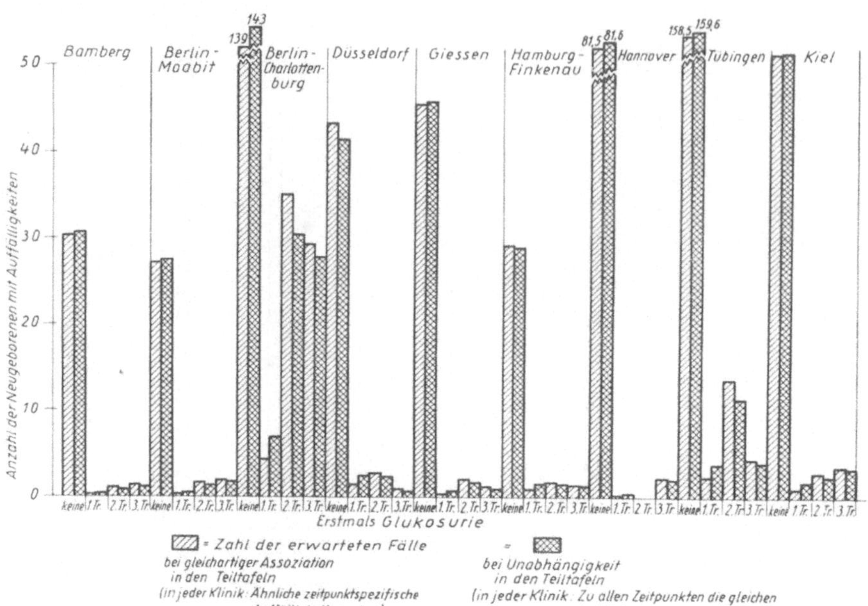

Abb. 9: Für Modell 12/13/23 und für Modell 13/23 erwartete Fallzahlen von Neugeborenen mit Auffälligkeiten (1), gegliedert nach Glukosurie der Mutter (2) und nach Kliniken (3).

Das Maß für die Abweichungen in Abbildung 9 ist χ^2 [part. 12] = χ^2 [13/23] - χ^2 [12/13/23]. Aus der Tatsache, daß χ^2 [part. 12] nicht signifikant ist, läßt sich schließen, daß der beobachtete Zusammenhang von Glukosurie und Auffälligkeiten in jeder Klinik noch als zufallsbedingt gelten kann. Erst durch den Einfluß, der durch die Eigenarten der einzelnen Kliniken zustande kommt, entsteht im Gesamtkollektiv der Anschein eines Zusammenhangs. In diesem Beispiel liegt somit ein wichtiger Einfluß des Hintergrund-Faktors Klinik vor, in dem nun folgenden Beispiel dagegen nicht.

b) <u>Schwangerschaftsdauer und Schwangerschaftsausgang</u>

Zwischen Schwangerschaftsdauer und Schwangerschaftsausgang
besteht ein offensichtlicher, medizinisch erklärbarer Zusammenhang (Abb. 10). Eine Prüfung auf Kliniksheterogenität
erfolgt in diesem Beispiel nicht aus sachlichen Erwägungen,
sondern lediglich, um die Leistungsfähigkeit unseres Prüf-
verfahrens darzustellen. Man erwartet, daß der Zusammenhang
zwischen Schwangerschaftsdauer und Schwangerschaftsausgang
in allen Kliniken gleichartig, also in den einzelnen Kliniken nicht anders als im Gesamtkollektiv ist: je kürzer die
Gestationszeit, desto geringer sind die Überlebenschancen
des Neugeborenen.

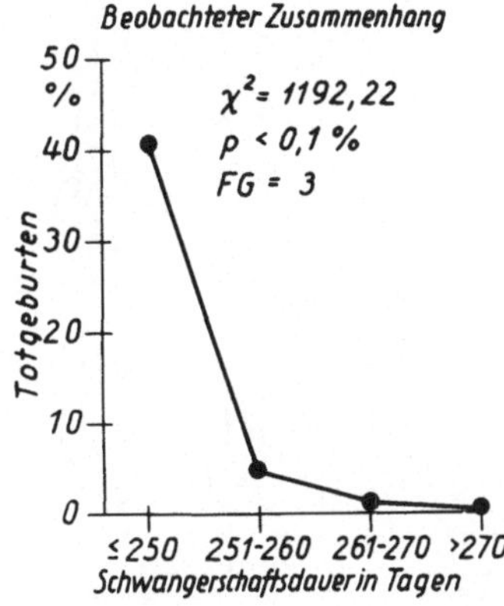

	L Q	F G	p
χ^2[12/13/23]	26,08	24	n.s.
χ^2[13/23]	515,62	27	–
χ^2[part.12]	489,54	3	<0,1%

<u>Abb. 10:</u> Prüfergebnisse für den Zusammenhang zwischen Schwan-
gerschaftsdauer und Schwangerschaftsausgang.

Genau diese Erwartungen werden durch die Prüfergebnisse bestätigt. Da χ^2 [12/13/23] nicht signifikant ist, nimmt man
gleichartige Assoziationen in allen Kliniken an (vgl. auch
Abb. 11). Weiterhin sind Schwangerschaftsdauer und Schwangerschaftsausgang in jeder Klinik deutlich assoziiert, da

χ^2 [part. 12] hochsignifikant ist. Im Gegensatz zum ersten
Beispiel weichen also die Erwartungswerte für Modell 12/13/23
stark von denjenigen für Modell 12/13 ab. Diese Tatsache
ist in Abb. 12 graphisch dargestellt. In diesem Beispiel
ist somit der Einfluß des Hintergrund-Faktors "Klinik" als
unwesentlich anzusehen.

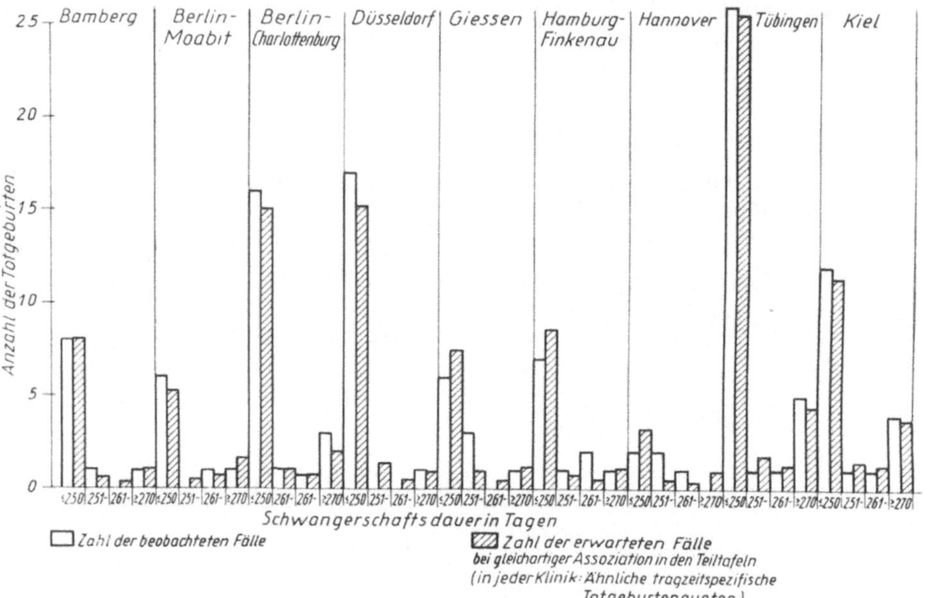

Abb. 11: Beobachtete und für Modell 12/13/23 erwartete Fallzahlen von Totgeburten (1), gegliedert nach Schwangerschaftsdauer (2) und nach Kliniken (3).

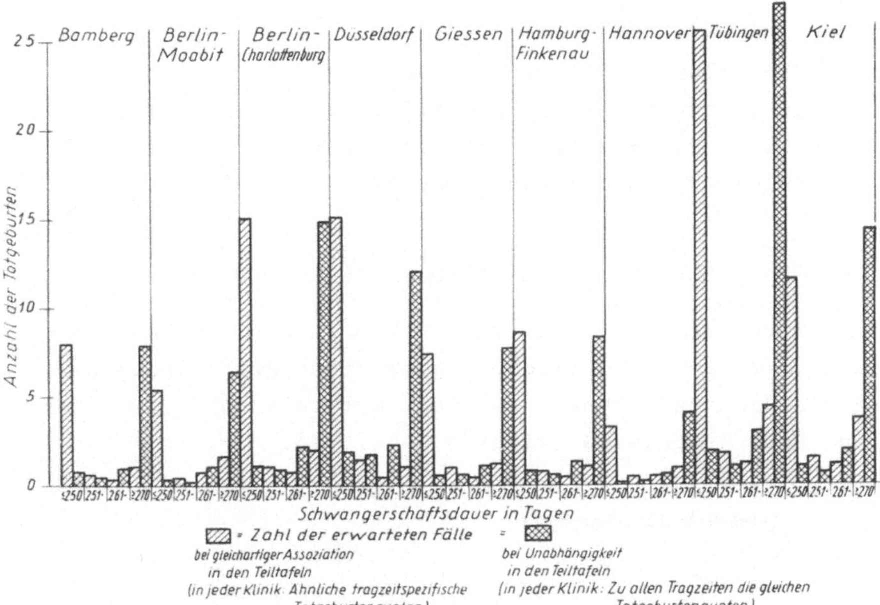

Abb. 12: Für Modell 12/13/23 und für Modell 13/23 erwartete
Fallzahlen von Totgeburten (1), gegliedert nach
Schwangerschaftsausgang (2) und nach Kliniken (3).

3.1.2.2 Anamnesefaktoren

Im Rahmen der Studie "Schwangerschaftsverlauf und Kindesentwicklung" werden Ursachen und Wirkungen psychosomatischer
Beschwerden gesondert untersucht (P. Netter, 1975; P. Netter,
N. Wermuth, 1975). Psychosomatische Beschwerden sind deutlich
von verschiedenen Anamnesefaktoren abhängig. So zeigten
sich zum Beispiel in einem Kollektiv von etwa 6.000 Schwangeren
die Zahl der früheren Fehlgeburten, die Anzahl der lebenden
Kinder, die Ehedauer als relevante Faktoren für die Beschwerden. Bei der Zusammenhangsanalyse von Beschwerden mit
weiteren Variablen, die ihrerseits ebenfalls von den gleichen
Anamnesefaktoren beeinflußt werden, ist infolgedessen

jeweils zu prüfen, wie sich diese Anamnesefaktoren auf
die untersuchte Assoziation auswirken. Dazu zwei Beispiele.
Im ersten Beispiel ist der Einfluß des Hintergrundsfaktors
so geartet, daß man einzelne Teilkollektive getrennt
betrachten muß, im zweiten Beispiel ist der Einfluß des
gleichen Hintergrundsfaktors unerheblich.

a) <u>Psychosomatische Beschwerden und Kinderwunsch</u>

Im Gesamtkollektiv der befragten Schwangeren wurde von
Frauen mit psychosomatischen Beschwerden öfter angegeben,
daß die Schwangerschaft erwünscht war, als von Frauen, die
nicht über Beschwerden klagten (Abb. 13).

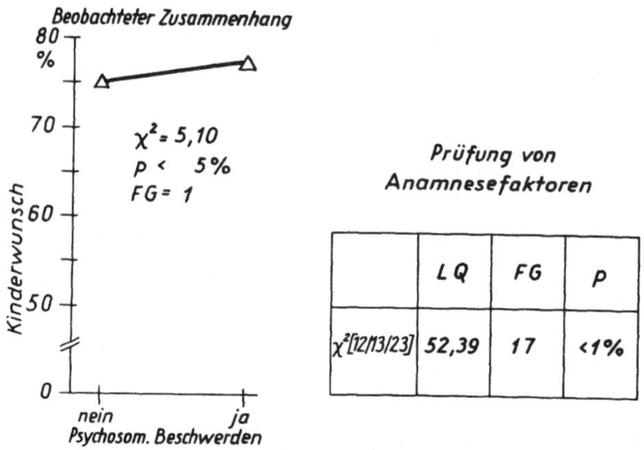

	LQ	FG	p
$\chi^2[12/13/23]$	52,39	17	<1%

<u>Abb. 13:</u> Prüfergebnisse für den Zusammenhang zwischen psycho-
somatischen Beschwerden und Kinderwunsch.

Die Prüfergebnisse für die Wirkung von Anamnesefaktoren
auf diesen Zusammenhang zeigen, daß die obige Aussage nicht
so global aufrechterhalten werden kann; vielmehr muß man
sie nach Untergruppen von Schwangeren modifizieren. Dies
ist daran zu sehen, daß χ^2 [12/13/23] die zugehörige

einprozentige Signifikanzschwelle überschreitet. Wie sich
der Zusammenhang jeweils in den Untergruppen oder Teilkol-
loktivon darstellt, muß aus den Daten abgelesen werden.

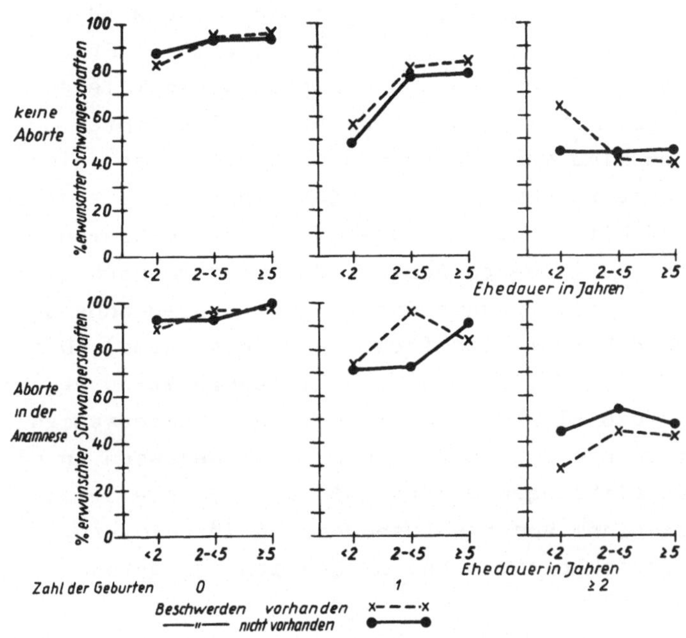

Abb. 14: Beobachtete Prozentzahlen von erwünschter Schwangerschaft (1), gegliedert nach psychosomatischen.
Beschwerden (2) und nach verschiedenen Anamnesefaktoren (3).

Drei einzelne Anamnesefaktoren wurden im vorliegenden
Fall als eine gemeinsame Variable mit 18 Klassen definiert.
Diese Klassen ergeben sich aus den möglichen Kombinationen
der drei Variablen mit folgenden Klassifikationen: frühere
Fehlgeburten (ja; nein), Zahl der früheren Kinder (0; 1; ≥ 2)
und Ehedauer in Jahren (< 2; 2 bis 4; > 4). Aus Abbildung 14
ist zu ersehen, daß bei allen Frauen, die ihr erstes Kind

erwarten, psychosomatische Beschwerden und Kinderwunsch
nicht miteinander korrelieren. Dies gilt unabhängig davon,
ob die Schwangeren frühere Fehlgeburten hatten. Ebenso
spielt die Ehedauer in diesem Zusammenhang keine wichtige
Rolle (Abb. 14 links). Dagegen sind Beschwerden und Kinderwunsch deutlich gegenläufig assoziiert bei Frauen mit
früheren Fehlgeburten und wenigstens einem lebenden Kind.
Insbesondere bei einer Ehedauer von 2-4 Jahren und nur einem
lebenden Kind war für Frauen mit Beschwerden gegenüber
jenen ohne Beschwerden der Kinderwunsch stark erhöht
(Abb. 14 Mitte unten). Dagegen ist bei mehreren lebenden
Kindern und früheren Aborten der Kinderwunsch geringer
bei Frauen mit Beschwerden als bei Frauen ohne psychosomatischen Beschwerden (Abb. 14 rechts unten). Die Prüfergebnisse und die zugehörige Interpretation der Daten
zeigen, daß sich die Anamnesefaktoren unterschiedlich
auswirken und daß ihre Wirkung infolgedessen in die
Analyse einbezogen werden muß. Das nächste Beispiel zeigt,
daß bei einem anderen Zusammenhang der Hintergrund_Faktor
"Anamnesefaktoren" nicht berücksichtigt werden muß.

b) <u>Psychosomatische Beschwerden und früher praktizierte
   Konzeptionsverhütung</u>

Die zwischen 1963 und 1970 untersuchten Schwangeren mit
psychosomatischen Beschwerden verwendeten vor ihrer Schwangerschaft eher Konzeptionsverhütungsmittel als jene Frauen,
die nicht über solche Beschwerden klagten (Abb. 15). Diese
Beobachtung bestätigt sich in den verschiedenen (wie zuvor
in Beispiel (a) definierten) Untergruppen der Schwangeren;
$\chi^2 \, [12/13/23]$ ist nicht signifikant, aber $\chi^2 \, [\text{part. } 12]$
ist signifikant. Mit anderen Worten: es läßt sich kein
wesentlicher Einfluß der betrachteten Anamnesefaktoren
auf den Zusammenhang zwischen Beschwerden und früherer
Konzeptionsverhütung nachweisen. Die Unterschiede, die
in Abb. 16 für einzelne Teilkollektive beobachtet wurden,

lassen sich noch als Zufallsschwankungen erklären. Bei
der Betrachtung von psychosomatischen Beschwerden und
früher praktizierter Konzeptionsverhütung müssen die Anamnesefaktoren infolgedessen nicht in die Analyse einbezogen werden.

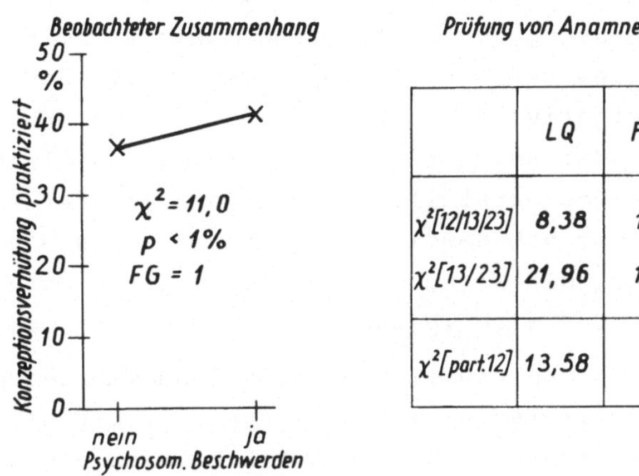

	LQ	FG	p
$\chi^2[12/13/23]$	8,38	17	n.s.
$\chi^2[13/23]$	21,96	18	–
$\chi^2[part.12]$	13,58	1	<1%

<u>Abb. 15:</u> Prüfergebnisse für den Zusammenhang zwischen psy-
chosomatischen Beschwerden und früher praktizier-
ter Konzeptionsverhütung.

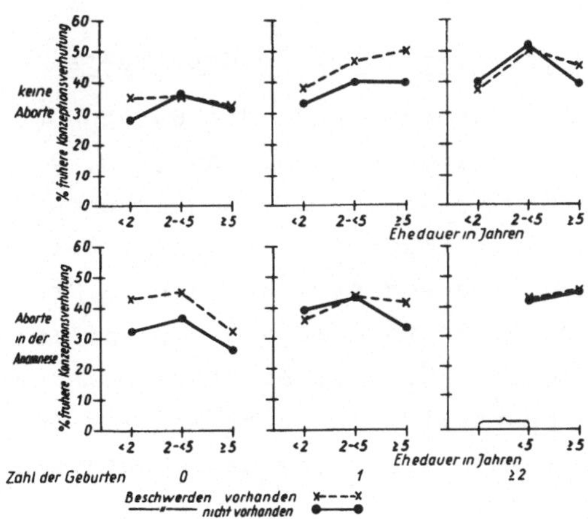

<u>Abb. 16:</u> Früher praktizierte Konzeptionsverhütung gegliedert
nach Teilkollektiven.

3.1.3 Alternativverfahren

Das Erkennen und Ausschalten der Wirkung von Hintergrund-
Faktoren ist ein Problem, das Statistiker schon lange
beschäftigt, lange bevor die Theorien der log-linearen Modelle und der Kovarianzauswahl bekannt waren. Es ist daher
nützlich, einige früher verwendete Alternativverfahren zu
erwähnen. Die Prüfung von Hintergrund-Faktoren im Rahmen
logarithmisch-linearer Modelle wurde von Y.M.M. Bishop
(1969) als Alternative zu Cochran's Test (1954) und zum
Mantel-Haenszel-Verfahren (1959) diskutiert. J. Fleiss (1973)
gibt eine kritische Darstellung der beiden letzteren Verfahren sowie weiterer Standardisierungstechniken, die alle dazu dienen sollen, die Wirkung einer Hintergrundsvariablen zu
erfassen. Einer der wichtigsten Nachteile mancher dieser

Verfahren ist es, daß sie sich nur zur Zusammenhangsprüfung
zweiklassiger Variabler verwenden lassen. J. Fleiss erwähnt
diesen Nachteil nicht, sondern beschränkt sich stattdessen
bewußt auf einfache Methoden, die als rechnerisches Hilfsmittel lediglich weiterhin einen Tischrechner erfordern.
Aus diesem Grund klammert er auch das Anpassen log-linearer
Modelle aus seiner Betrachtung aus.

3.1.3.1 Standardisierte Chi-Quadrat-Werte

Im folgenden soll nunmehr kurz die Berechnung von sogenannten
standardisierten Chi-Quadrat-Werten (z.B. P. Armitage, 1966)
als eine Alternative zum oben beschriebenen Prüfverfahren
mittels log-linearer Modelle diskutiert werden. Abbildung
17 zeigt beobachtete und standardisierte Prozentzahlen
und Chi-Quadrat-Werte für die vier Beispiele aus dem vorhergehenden Kapitel (3.1.2). Bevor wir die Aussagefähigkeit
dieser Größen beurteilen, beschreiben wir in unserer
Symbolik, auf welche Weise sie berechnet werden können.

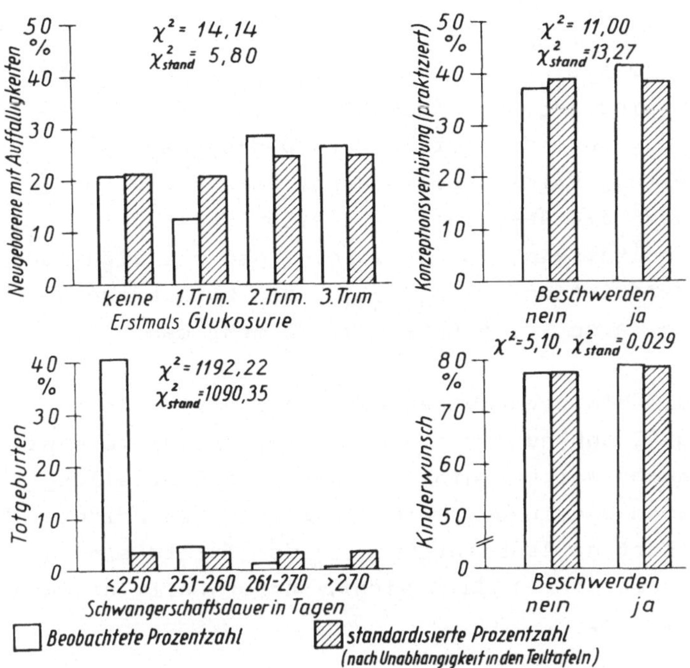

<u>Abb. 17:</u> Beobachtete und standardisierte Prozentzahlen
für die Daten in den Abbildungen 7, 10, 13 und 15.

Die standardisierten Fallzahlen ($n_{ij(stand)}$) lassen sich
aus den bei Unabhängigkeit in den Teiltafeln erwarteten
Fallzahlen dadurch ermitteln, daß über alle Teiltafeln auf-
summiert wird:

$$(24) \quad n_{ij(stand)} = \sum_{k} \frac{n_{i.k} n_{.jk}}{n_{..k}} \; .$$

Sie sind somit Fallzahlen in der Randtafel (12), die sich
aus den für Modell 13/23 geschätzten Erwartungswerten
($\hat{m}_{ijk} = n_{i.k} n_{.jk}/n_{..k}$) ergeben. Der standardisierte Chi-
Quadrat-Wert mißt ihre Abweichungen von den beobachteten
Fallzahlen n_{ij}:

$$(25) \quad \chi^2_{(stand)} = \sum_{ij} \frac{(n_{ij.} - n_{ij(stand)})^2}{n_{ij(stand)}}$$

Man behandelt $\chi^2_{(\text{stand})}$ als Prüfgröße für die partielle Assoziation, also wie eine Chi-Quadrat-verteilte Größe mit
$(I-1)(J-1)$ Freiheitsgraden (obwohl meines Wissens nicht
bewiesen wurde, ob und unter welchen Bedingungen $\chi^2_{(\text{stand})}$
dieser Verteilung folgt). Diese Regel kann nur dann sinnvoll sein, wenn die Assoziation in allen Teiltafeln gleichartig ist. Es läßt sich leicht zeigen, daß bei sich ändernden
partiellen Assoziationen $\chi^2_{(\text{stand})}$ jeden beliebigen Wert
annehmen kann, also keine Aussagekraft mehr besitzt.

Prüfen wir die Hintergrund_Faktoren in den vier Beispielen
in Abbildung 17 anhand der standardisierten Chi-Quadrat-
Werte, so kommen wir nur dann zur gleichen Beurteilung
dieser Faktoren wie zuvor, wenn wir wissen, in welchen
Fällen gleichartige Assoziationen in den Teiltafeln vorliegen und in welchen Fällen nicht. Andernfalls ergeben
sich Fehlschlüsse.

Die richtige Überlegung, die sich hinter der Berechnung
des standardisierten Chi-Quadrat-Wertes verbirgt, ist die,
daß n_{ij} und $n_{ij(\text{stand})}$ übereinstimmen müssen, sofern die
beiden Variablen 1 und 2 für alle Ausprägungen (k) der
Variablen 3 genau unabhängig sind (die durch Modell 13/23
implizierten Fallzahlen sind gerade $n_{ij(\text{stand})}$). Jedoch
besteht bei der alleinigen Verwendung eines standardisierten Chi-Quadrat-Wertes die Gefahr, daß man gegenläufige
Assoziationen in den Teiltafeln übersieht oder einfach
vergißt, daß n_{ij} und $n_{ij(\text{stand})}$ auch dann übereinstimmen
können, wenn in den Teiltafeln unterschiedliche Assoziationen
bestehen.

Um gegenläufige Tendenzen in den Teiltafeln aufzudecken,
betrachtet man häufig zusätzlich zu $\chi^2_{(\text{stand})}$ für jede
einzelne Teiltafel eine Prüfgröße für die Unabhängigkeit.
Man berechnet zum Beispiel

$$(26) \quad \sum_{ij} \frac{(n_{ijk} - n_{i.k} n_{.jk} / n_{i.k})^2}{n_{i.k} n_{.jk} / n_{i.k}} \qquad \text{für } k = 1,2,\ldots,K$$

und behandelt jede dieser K Größen wieder als χ^2-verteilt
mit $(I-1)(J-1)$ Freiheitsgraden. Nun ist es zwar richtig,
daß sich im allgemeinen gegenläufige partielle Assoziationen
auch in diesen Größen niederschlagen werden, daß dies aber
nicht notwendig so sein muß, zeigt das folgende Gegenbei-
spiel. In diesem Beispiel ist χ^2 [12/13/23] signifikant,
es bestehen also sich ändernde partielle Assoziationen
in den Teiltafeln. Diese können jedoch bei einer getrennten
Betrachtung der einzelnen Teiltafeln auf Grund der kleinen
Fallzahlen nicht nachgewiesen werden. Das Beispiel verdeut-
licht somit, daß der Test für Modell 12/13/23 die Wirkung
eines Hintergrundfaktors nachweisen kann, der bei einer
getrennten Betrachtung der Teiltafeln und durch ein stan-
dardisiertes Chi-Quadrat nicht festgestellt werden kann.

Die drei Chi-Quadrat-Werte in den Teiltafeln sind alle
kleiner als $\chi^2_{.95;1} = 3,84$ und $\chi^2_{(stand)} = 0$. Man würde
somit in diesem Beispiel - fälschlicherweise - folgern,
daß die beiden Variablen bedingt unabhängig seien (Tab. 3).

Auf ähnliche Weise ließe sich ein Zahlenbeispiel konstru-
ieren, in dem man aufgrund des standardisierten Chi-Quadra-
tes und der Chi-Quadrat-Werte in den Teiltafeln folgerte,
daß der Hintergrund-Faktor unwichtig sei, obwohl in Wirklichkeit der Zusammenhang gerade durch das Wirken des
Hintergrund-Faktors in den Teilkollektiven modifiziert
wird.

Zusammenfassend läßt sich sagen, daß die Beurteilung eines
Hintergrund aktors anhand eines standardisierten Chi-
Quadrat-Wertes nur dann empfohlen werden kann, wenn aus
sachlichen a-priori Überlegungen bekannt ist, daß der Zusammenhang der untersuchten Größen in den Teilkollektiven
gleichartig sein muß.

Tab. 3: Fiktives Beispiel zur Beurteilung der Wirkung von Hintergrundsfaktoren

Randtafel mit beobachteten Fallzahlen (n_{ij}):

168	92	260
72	68	140
240	160	400

$x^2 = 6,59;\ p < 5\ \%$

$x^2_{(stand)} = 0$

$x^2 [12/13/23] = 6,97;\ p < 5\ \%$

Teiltafeln mit beobachteten Fallzahlen (n_{ijk}) und bei Unabhängigkeit in den Teiltafeln erwartete Fallzahlen $(n_{i.k} n_{.jk}/n_{..k})$ für $k = 1,2,3$.

k = 1

18	22	40
(18,4)	(21,6)	
28	32	60
(27,6)	(33,4)	
46	54	100

$x^2 = 0,03$

k = 2

26	16	40
(20)	(20)	
26	34	60
(30)	(30)	
50	50	100

$x^2 = 2,56$

k = 3

126	54	180
(129,6)	(50,4)	
18	2	20
(14,4)	(5,6)	
144	56	200

$x^2 = 3,57$

Kreuzproduktenverhältnisse in den Teiltafeln

$\dfrac{18/22}{28/32} = 0,93 \qquad \dfrac{24/16}{26/34} = 1,97 \qquad \dfrac{126/54}{18/2} = 0,26$

3.1.3.2 Randomisieren und Paarbildung

Ist die Datensammlung bereits abgeschlossen, so bleibt dem Statistiker nur ein geschicktes Betrachten der Daten und das Berechnen von Prüfgrößen, wenn er die Wirkung von Hintergrund-Faktoren feststellen will. Anders ist die Situation dagegen, wenn eine Studie erst geplant wird. In diesem Fall kann die Strukturgleichheit der Beobachtungen

in bezug auf Hintergrund-Faktoren noch eher herbeigeführt
werden. Je nachdem, ob man sich gegenüber dem Einfluß von
nicht genau spezifizierten Hintergrund-Faktoren schützen
will, oder ob man den störenden Einfluß von bekannten Hintergrundsfaktoren beseitigen will, wird man entweder an
Randomisieren (vgl. W.G. Cochran, G. Cox, 1957) oder an
Paarbildung (vgl. W.G. Cochran (1968), D.B. Rubin (1973))
als angemessene Verfahren denken. Die Möglichkeit zum
Randomisieren besteht meist nur, wenn die Durchführung
eines Experimentes geplant wird, nicht aber wenn Beobach-
tungsreihen erhoben werden. Das Prinzip der Paarbildung
dagegen kann in beiden Situationen verwendet werden. Es
ist unter der Bezeichnung "Matching" bei Beobachtungsrei-
hen und unter der Bezeichung "Blocking" in der Versuchs-
planung bekannt.

Die Datenanalyse mittels log-linearer Modelle oder anhand
von Kovarianzselektionsmodellen kann diese, zur sorgfäl-
tigen Planung gehörigen, Methoden keinesfalls ersetzen,
sondern sie höchstens ergänzen oder ihre Wirksamkeit überprüfen. Als Beispiel sei der Bericht aus dem "Boston Drug
Surveillance Program"(H. Jick et al., 1974) über den Zusammenhang zwischen Reserpineinnahme und Brustkrebs diskutiert. Bei dieser Untersuchung wurde das Prinzip der
Paarbildung auf das Alter angewandt. Genauer gesagt, wurden zu 150 Fällen von Brustkrebs im Alter passende Fälle
aus den Gruppen chirurgisch oder anderweitig behandelter
Patientinnen ausgesucht. Innerhalb beider Gruppen wurde
nach früherer Reserpineinnahme gefragt. Das Ergebnis ist
in der folgenden Übersicht widergegeben, aus der deutlich
wird, daß die Fallzahlen für die interessierenden Ereignisse
recht klein sind und somit die Aussagekraft der Ergebnisse
abschwächen.

Tab. 4: Reserpineinnahme bei Patientinnen verschiedener Altersgruppen

Alter (3)	Patientengruppe (2)	Reserpineinnahme (1)		
		ja (%)	nein	zus.
<50	Brustkrebsfälle	1 (1,9)	53	54
	chirurgische Kontrollen	2 (1,0)	214	216
	medizinische Kontrollen	0 (0,0)	216	216
50 - 59	Brustkrebsfälle	2 (5,4)	35	37
	chirurgische Kontrollen	2 (1,4)	146	148
	medizinische Kontrollen	2 (1,4)	146	148
>60	Brustkrebsfälle	8 (13,5)	51	59
	chirurgische Kontrollen	9 (3,8)	227	236
	medizinische Kontrollen	11 (4,7)	225	236

Der Sinn der Paarbildung nach dem Alter ist es dabei,
einen möglichen Zusammenhang zwischen Brustkrebs und Reserpineinnahme unter - sonst gleichbleibenden- Bedingungen
zu untersuchen, also unter Ausschaltung des mit zunehmendem
Alter erhöhten Risikos, an Brustkrebs zu erkranken. Die
normalerweise im Gesamtkollektiv bestehende Assoziation
zwischen Patientengruppe (2) und Alter (3) wurde künstlich beseitigt: die Beobachtungszahlen in der Randtafel
23 spiegeln diese durch den Stichprobenplan herbeigeführte
Unabhängigkeit wider (vgl. die letzte Spalte von Tabelle 4).
Daß die Auswirkungen von Reserpineinnahme und Alter auf
die Brustkrebsinzidenz unvermischt gemessen werden, ist
damit allein noch nicht gewährleistet, aber z.B. dann,
wenn es in jedem Kollektiv einen gleichartigen Zusammenhang gibt. Dies wird nunmehr für die Daten in Tabelle 4
überprüft.

Es werden die in Kapitel 3.1.1 definierten Prüfgrößen berechnet. Zunächst diejenige für Modell 12/13/23: χ^2 [12/13/23]
hat einen Wert von nur 3,02 bei 4 Freiheitsgraden. Die
Hypothese, daß die partiellen Assoziationen gleichartig
sind, wird somit nicht widerlegt. Weiterhin ergeben sich
die folgenden Aussagen:

1. Alter (2) und Brustkrebs (3) sind in den beiden Patientengruppen, die sich durch Reserpineinnahme (1) unterscheiden, unabhängig. Dies folgt daraus, daß χ^2 [part. 23]
vier Freiheitsgrade und einen Wert von 0,23 hat, beziehungsweise aus der Betrachtung der Fallzahlen in Tabelle 5,
dargestellt als Teiltafeln 23:

Reserpineinnahme (1)						
ja				nein		
	Alter (3)				Alter (3)	
Patienten-gruppe (2)	1	2	8	Patienten-gruppe (2)	53	35	51
	2	2	9		214	146	227
	0	1	11		216	146	225

2. Der Zusammenhang zwischen Reserpineinnahme (1) und Brustkrebs
(2) bestätigt sich in jeder der drei Altersgruppen (3):
χ^2 [part. 12] hat 2 FG und einen Wert von 10,03. Die Aus-
gangstabelle, Tabelle 4, zeigt dies in den Teiltafeln 12.

3. Schließlich steigt die Reserpineinnahme (1) in allen drei
Patientengruppen (2) mit dem Alter (3): χ^2 [part. 13] hat
2 FG und einen Wert von 23,51. Die Teiltafeln 13 zeigen
dies ebenfalls deutlich.

Patientengruppen (2)		
Brustkrebsfälle	chir. Kontrollen	med. Kontrollen
Alter (3)	Alter (3)	Alter (3)

(1)   1   2   8
      53   35   51
	(1) 2 2 9
	      214 146 227
		(1) 0 2 11
		      216 146 125

(1) = Reserpineinnahme

Wir haben damit dargestellt, daß eine Analyse mittels log-
linearer Modelle die Paarbildung sinnvoll ergänzen kann und
daß die Berechnung der Prüfgrößen die Interpretation der
Daten erleichtert.

Ohne eingehende statistische Analyse in der vorgeführten Art
kann der sich in den Daten der Tabelle 4 zeigende Zusammenhang leicht mißverstanden werden (H. Immich, 1974). Wie
wir gezeigt haben, ist es nicht richtig, wenn die
erhöhte Brustkrebsinzidenz bei Reserpineinnahme als eine
Folge der mit zunehmendem Alter höheren Reserpineinnahme
gedeutet wird. Es muß aber betont werden, daß unsere
Analyse nicht klären sollte und nicht geklärt hat, ob
andere Größen als das Alter systematische Unterschiede
in den verglichenen Gruppen bewirkten.

3.2 Datengesteuerte Suche nach Zusammenhangsstrukturen

Im vorigen Kapitel wurden die Likelihoodquotiententests
für partielle Assoziationen zur Beantwortung einer klar
definierten Fragestellung herangezogen, die nur zwei relativ
einfache Zusammenhangsstrukturen betraf. Nunmehr sollen
diese Tests in einer völlig anderen Situation verwendet
werden. Gefragt wird: gibt es einfache Zusammenhangsstrukturen, die sich in den Daten erkennen lassen? Die Antwort
wird gegeben, indem man schrittweise und systematisch nach
einfachen Modellen sucht. Die Fragestellung ist somit vage,
die Zahl der möglichen Antworten groß und die Interpretier-
barkeit der Ergebnisse ungewiß. Nichtsdestoweniger stellt
die datengesteuerte Suche nach einfachen Strukturen eine
wichtige Anwendungsmöglichkeit der Theorie der log-linearen
Modelle und der Theorie der Kovarianzauswahl dar.

3.2.1 Methodik

Multiplikative Modelle (M.W. Birch (1963), Y.M.M. Bishop
(1969), L. Goodman (1970)) kennzeichnen einfache Zusammenhangsstrukturen von qualitativen wie auch von quantitativen
Variablen (N. Wermuth, 1976a). Auf solche Modelle beschränkt
sich das hier dargestellte Suchverfahren (N. Wermuth, 1976b).
Andere Verfahren der Modellsuche, die komplexere Modelle
einbeziehen - und infolgedessen iterative Rechenverfahren
verwenden -, wurden für Kontingenztafeln zum Beispiel
von L. Goodman (1971, 1973) und für Kovarianzmatrizen von
A.P. Dempster (1972) vorgeschlagen.

Der Gedankengang, welcher der hier geschilderten Art der
Modellsuche zugrunde liegt, ist einfach. Ausgehend von
der kompliziertesten Zusammenhangsstruktur, in der alle
Variablen als interdependent angesehen werden, wird schrittweise ermittelt, wie viele und welche Variablenpaare als
bedingt unabhängig gelten können. Je mehr Variablenpaare
bedingt unabhängig sind, desto einfacher ist im allgemeinen
die Zusammenhangsstruktur, die sich am Ende des Suchprozesses
ergibt.

Zunächst ein Beispiel: Bei der Untersuchung von fünf Variablen seien in drei Schritten die bedingten Abhängigkeiten
der Variablenpaare (1,2), (1,3) und (2,3) beseitigt worden.
Jeder dieser "Rückwärtsselektions"-Schritte kann beschrieben werden, indem man sich auf die Indizes der Variablen
beschränkt. Die Zusammengehörigkeit von Variablen wird
dadurch gekennzeichnet, daß man die entsprechenden Indizes
zusammenhängend schreibt und die einzelnen Indexkombinationen durch Klammern voneinander absetzt. Die bedingte Unabhängigkeit eines Variablenpaares drückt sich darin aus,
daß die Indizes der beiden betreffenden Variablen nicht
gemeinsam innerhalb derselben Klammer vorkommen. Eine
mögliche schematische Darstellung der Auswahlschritte für
unser Beispiel wurde bereits in Kapitel 2.3 angedeutet.

Schritt	Indexkombination	Bedingt unabhängige Variablenpaare
0	(12345)	keines
1	$\dfrac{(1345)(2345)}{(345)}$	$(1,2)$
2	$\dfrac{(145)(2345)}{(45)}$	$(1,3)(1,2)$
3	$\dfrac{(145)(245)(345)}{(45)(45)}$	$(2,3)(1,3)(1,2)$

Die angegebenen Indexkombinationen beschreiben, auf welche
Weise die gemeinsame Verteilung (Dichte oder Wahrschein-
lichkeitsfunktion) der fünf Variablen nach jedem Schritt
faktorisiert werden kann und die kurzgefaßte Modellbezeichnung ergibt sich aus den Indizes im Zähler, die durch Schrägstriche getrennt aufgeschrieben werden. Eine andere Möglichkeit, die Auswahlschritte zu verstehen, besteht darin, sich
die veränderten Indexkombinationen anzuschauen. Man sieht
aus der vorliegenden Darstellung leicht, daß bei jedem
Schritt nur jeweils eine Indexgruppe geändert wurde, und
zwar folgendermaßen:

Schritt	Assoziationsänderung
1	$(12345) \longrightarrow \dfrac{(1345)(2345)}{(345)}$
2	$(1345) \longrightarrow \dfrac{(145)(345)}{(45)}$
3	$(2345) \longrightarrow \dfrac{(245)(345)}{(45)}$

Bei jedem Schritt ist somit die Assoziationsänderung ähnlich: es wird stets nur eine der zuvor noch als zusammengehörig ausgewiesenen Indexgruppen auseinandergerissen. Daß die vorgenommene Änderung bei allen Schritten gleichartig ist, ist eine Besonderheit der multiplikativen Modelle und der wichtigste Grund für ihre Attraktivität. Die Berechnung von Prüfgrößen für die Güte der Anpassung erweist sich in diesem Falle als besonders einfach, da jeweils nur die bedingte Unabhängigkeit eines Paares in einer Untergruppe aller Variablen zu prüfen ist. Im obigen Beispiel ergäben sich folgende, auf dem Likelihoodquotienten basierende Prüfgrößen:

Schritt	Likelihoodquotienten (LQ)-Prüfgrößen
1	$T_{12345} - (T_{1345} + T_{2345} - T_{345})$
2	$T_{1345} - (T_{145} + T_{345} - T_{45})$
3	$T_{2345} - (T_{245} + T_{345} - T_{45})$.

Hierbei sind die Symbole für qualitative und quantitative Variable jeweils anders definiert, so wie es kurz in Kapitel 2.3 und ausführlicher bei N. Wermuth (1976a) angegeben wurde.

Eine Modellsuche ist immer dann datengesteuert, wenn die Reihenfolge der angepaßten Modelle nicht vom Untersuchenden vorgegeben wird, sondern vielmehr allein von den jeweiligen Beobachtungen abhängt. Wir verwenden zur Modellsuche die folgende Regel:

Bei jedem Schritt wird dasjenige multiplikative Modell ausgewählt, das die beste Anpassung (gemessen durch LQ-Prüfgrößen) liefert.

Über die Frage, ab wann eine Anpassung nicht mehr gut genug
ist, besteht in der Literatur wenig Einigkeit. So gibt es
bei den Variablen-Selektionsverfahren in der Regressions-
oder in der Diskriminanzanalyse fast unzählige Vorschläge
(vgl. A.P. Dempster, M. Schatzoff, N. Wermuth, 1976). Man
sollte dieser Frage kein zu großes Gewicht beimessen: Wenn
es eine eindeutige Struktur gibt, die den Zusammenhang
der Variablen beschreibt, so ist dies sicherlich daran zu
erkennen, daß die Anpassung bei einer zusätzlichen Verein-
fachung der Modellannahmen wesentlich schlechter wird. Wir
sehen dies als den wichtigsten Indikator für eine schlechte
Anpassung an; aber wir vergleichen auch die Prüfgrößen
jeweils mit dem zugehörigen fünfprozentigen Signifikanzniveau und bezeichnen eine Überschreitung dieses Niveaus
als signifikant. Eine Veränderung des "signifikanten Niveaus"
bei jedem einzelnen Schritt wäre ebenso denkbar. Es ist aber
im Zusammenhang mit datengesteuerten Suchverfahren abzu-
raten, von "Signifikanz und Testergebnissen" im Sinne der
Neyman-Pearsonchen Testtheorie zu sprechen. Man sollte
diese Tatsache nicht dadurch verschleiern, daß man in diesem
Zusammenhang eine Diskussion über das "inferenzstatistisch
richtige Signifikanzniveau" beginnt.

3.2.2 Anwendungsbeispiele

Obwohl das soeben erläuterte Modellsuchverfahren grundsätz-
lich auf Datenmengen mit einer beliebig großen Anzahl von
Variablen angewandt werden kann, haben die hier beschriebenen Beispiele nur wenige Variable. Erstens läßt sich bereits an wenigen Variablen das Vorgehen und die Art der
Interpretation der Ergebnisse darstellen, und zweitens
sind die Computerprogramme (vgl. Kap. 2.4) zunächst für nicht
mehr als 10 Variable verfügbar.

Es werden nunmehr zwei Fälle behandelt, in denen die Daten
als Korrelationen vorliegen, sowie ein weiterer Fall, in dem
die Daten in Form einer Kontingenztafel zusammengefaßt
sind. Anhand der ersten Datenmenge wird nach der Zusammen-

hangsstruktur von fünf Indikatoren der Reife eines Neugeborenen gefragt und anhand der zweiten Datenmenge nach
der Struktur von neun Persönlichkeitsmerkmalen. Bei den
qualitativen Daten des dritten Beispiels interessiert die
Interdependenz von vier Symptomen bei depressiven Patienten.

3.2.2.1 Modellsuche in Korrelationsmatrizen

Die hier verwendeten Daten stammen zum einen aus der Studie
"Schwangerschaftsverlauf und Kindesentwicklung", zum anderen aus einer Untersuchung von V. Hodapp und G. Weyer
über Hypertonie. Diese Untersuchung wurde im Rahmen des
Sonderforschungsbereiches 36 der Deutschen Forschungsgemeinschaft durchgeführt.

a) Reifemerkmale

Wir wollen die Frage untersuchen, wieviele und welche Indikatoren nötig sind, damit man sich ein genaues Bild über
die Reife eines Neugeborenen machen kann. Information über
jeden von fünf verschiedenen Indikatoren liegt für 2.473
männliche und 2.276 weibliche Neugeborene vor. Die Daten
enthalten weder Ausreißer noch fehlende Werte. Ein Rückschluß auf Populationsgrößen ist daher nur eingeschränkt
möglich. Die fünf Variablen sind:

> (1) Gestationsdauer
> (2) Kopfumfang
> (3) Geburtsgewicht
> (4) Körpergröße
> (5) Reife-Indikator

Die letzte Variable ist eine Reifezahl, konstruiert aus Informationen wie Apgar-Wert, Länge der Fingernägel und der
Körperbehaarung (S. Koller, 1974). Die Annahme, daß alle
Variablen marginal normalverteilt seien, ist nur annähernd
erfüllt, wie aus den Histogrammen in Abb. 18 ersichtlich ist.

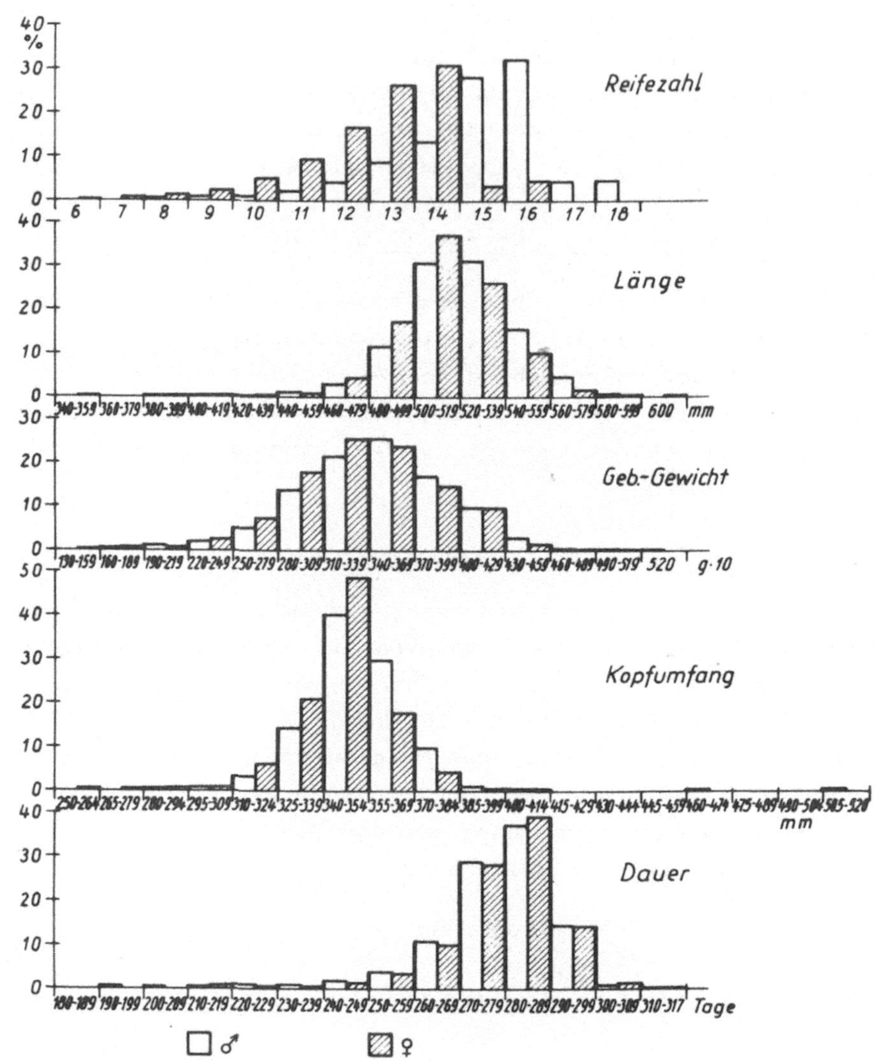

Abb. 18: Beobachtete Häufigkeitsverteilungen von fünf Reifemerkmalen für 2.473 männliche und 2.276 weibliche Neugeborene

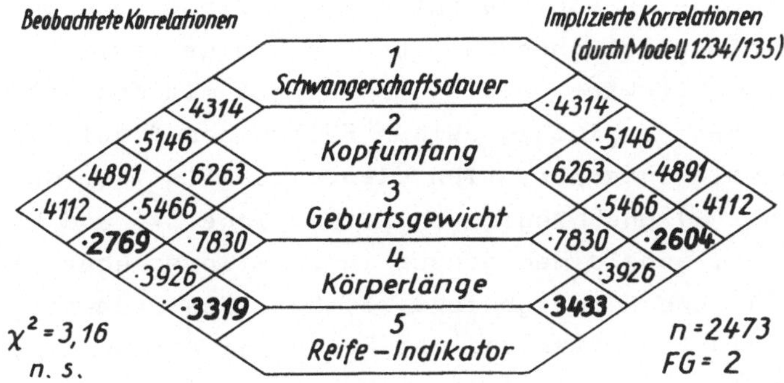

Abb. 19: Beobachtete und durch Modell 1234/135 implizierte Korrelationen von Indikatoren der Reife; für männliche Neugeborene

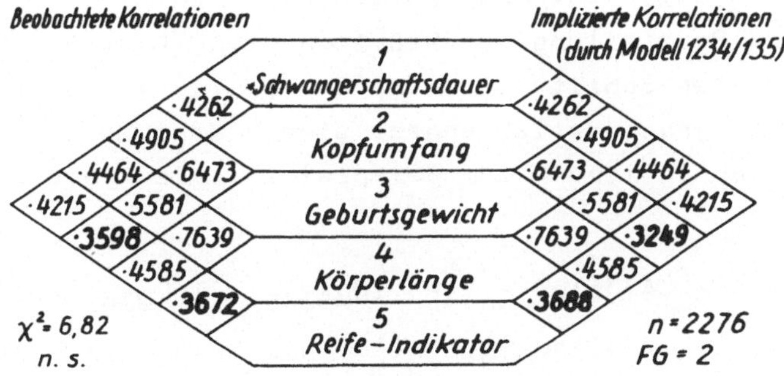

Abb. 20: Beobachtete und durch Modell 1234/135 implizierte Korrelationen von Indikatoren der Reife; für weibliche Neugeborene

Die beobachtete Korrelationsmatrix sowie das Ergebnis der
Modellsuche wurde in Abb. 19 für die männlichen und in
Abb. 20 für die weiblichen Neugeborenen dargestellt.
Die einfachste Struktur, die sich noch gut mit den Daten
vereinbaren läßt, ergibt in beiden Fällen das Modell 1234/135.
Die rein formale Interpretation dieses Modells ist, daß
die Reifezahl (5) unabhängig von Körperlänge (4) und Kopfumfang (2) ist, sobald man genaue Informationen über Gesta-
tionsdauer (1) und Körpergewicht (3) hat. Das bedeutet,
daß man bei einer Beurteilung der Reife von Kindern mit
einer bestimmten Tragzeit (1) und Geburtsgewicht (3) aus
der Reifezahl (5) nicht auf den Kopfumfang (2) oder die
Körperlänge (4) schließen kann. Also liefert die Reifezahl (5) selbst bei gegebener Tragzeit und Gewicht (1 und 3)
Informationen über die Reife, die mit den Indikatoren Länge
und Kopfumfang (2 und 4) noch nicht erfaßt wird.

Im folgenden werden die einzelnen Schritte erläutert, die zur
Auswahl von Modell 1234/135 führten, d.h. es wird die Berechnung und Beurteilung der Prüfgrößen in Tabelle 5 erklärt. Im ersten Schritt wird aus der Matrix mit allen fünf
Variablen für jedes Variablenpaar eine Prüfgröße errechnet.
So ergibt sich in Tab. 5 zum Beispiel für die Paare (1,2)
und (1,3):

$$(1,2): 55,62 = -2.473(\ln D_{12345} - (\ln D_{1345} + \ln D_{2345} - \ln D_{345}))$$
$$(1,3): 40,38 = -2.473(\ln D_{12345} - (\ln D_{1245} + \ln D_{2345} - \ln D_{245}))$$

Dabei ist D_{245} die Determinante der Korrelationsmatrix
mit den Variablen 2, 4 und 5, alle weiteren Determinanten
sind analog definiert. Eine äquivalente Berechnung
der Prüfgrößen wäre mittels der partiellen Korrelationskoeffizienten möglich. So ergäbe sich für die Variablenpaare (1,2) und (1,3):

$$(1,2): 55,62 = -2.473 \ln (1-r^2_{12.345})$$
$$(1,3): 40,38 = -2.473 \ln (1-r^2_{13.245})$$

Tabelle 5: Auswahlschritte bei der Modellsuche für Reifemerkmale männlicher und weiblicher Neugeborener

Variablen-paar	Schritt 1		Schritt 2			Schritt 3		
	$LQ-\chi^2$ ♂	$LQ-\chi^2$ ♀	Teil-matrix	$LQ-\chi^2$ ♂	$LQ-\chi^2$ ♀	Teil-matrix	$LQ-\chi^2$ ♂	$LQ-\chi^2$ ♀
(1,2)	55,62	39,82	–	–	–	1234	54,33	51,53
(1,3)	40,38	35,14	–	–	––	–	–	–
(1,4)	45,13	26,52	1234	52,96	27,06	1234	52,96	27,06
(1,5)	173,02	137,94	1235	180,85	138,48	135	180,41	151,62
(2,3)	313,39	306,57	–	–	–	1234	313,58	243,13
(2,4)	21,26	28,32	1234	21,00	28,15	1234	21,00	28,15
(2,5)	1,72	6,80	1235	1,45	6,63	x	x	x
(3,4)	1206,43	982,69	1234	1206,04	1206,95	1234	1262,04	1026,95
(3,5)	56,82	93,44	1235	112,44	137,70	135	136,31	243,57
(4,5)	1,34	0,18	x	x	x	x	x	x
ausgewähltes Modell	1234/1235		1234/135			123/124/135		

– bedeutet, daß das zugehörige Modell nicht multiplikativ ist

x bedeutet, daß das zugehörige Variablenpaar in einem vohergehenden Schritt ausgewählt wurde, bedingt unabhängig zu sein.

Der Tabelle 5 ist zu entnehmen, daß die kleinste der Prüfgrößen 1,34 ist. Das zugehörige Variablenpaar ist (4,5).
Da (1,34) kleiner als $\chi^2_{.95;1}$ = 3.84 ist, schließt man,
daß Modell 1234/1235 mit den Daten vereinbar ist.

Im nächsten Schritt wird geprüft, ob außer (4,5) noch andere Variablenpaare als bedingt unabhängig gelten können. Die
gleichzeitige bedingte Unabhängigkeit von (4,5) und entweder (1,2), (1,3) oder (2,3) ergäbe kein multiplikatives
Modell, also keine einfache Zusammenhangsstruktur (vgl.
Kapitel 3.2.1). Daher werden nur für die restlichen Paare
Prüfgrößen berechnet. So ergibt sich etwa für:

$$(1,4): 52,96 = -2.473(\ln D_{1234} - (\ln D_{123} + \ln D_{234} - \ln D_{23}))$$
$$= -2.473(1 - r^2_{14.23})$$

$$(1,5): 180,85 = -2.473(\ln D_{1235} - (\ln D_{123} + \ln D_{235} - \ln D_{23}))$$
$$= -2.473(1 - r^2_{15.23}) \ .$$

Zur Berechnung der ersten Größe wird die Teilmatrix mit
den Variablen 1, 2, 3, 4, für die zweite Größe die Teilmatrix mit den Variablen 1, 2, 3, 5 herangezogen. Die kleinste
Prüfgröße bei diesem zweiten Auswahlschritt ist 1,45.
Das zugehörige Variablenpaar ist (2,5). Da 1,45 kleiner
als $\chi^2_{.95;1}$ = 3,84 ist, darf man schließen, daß auch die
partielle Assoziation des Variablenpaares (2,5) nicht
wesentlich von Null verschieden ist. Mit (4,5) und
(2,5) als bedingt unabhängigen Variablenpaaren akzeptiert
man gleichzeitig Modell 1234/135 als noch mit den
Daten vereinbar (vgl. Kap. 2.3).
Weitere Unabhängigkeitsannahmen führen zu schlechten Anpas-
sungen (vgl. Schritt 3). Aus diesem Grunde wird Modell
1234/135 als die einfachste aus den Daten erkennbare Struktur angenommen. Trotz unterschiedlicher beobachteter Korrelationen bei männlichen und weiblichen Neugeborenen läßt
sich in béiden Fällen die Zusammenhangsstruktur der Reife-
indikatoren mit dem Modell 1234/135 beschreiben.

b) Persönlichkeitsmerkmale

In diesem zweiten Beispiel, in dem die Daten ebenfalls in
Gestalt einer Korrelationsmatrix vorliegen, soll untersucht
werden, ob es zusammengehörige Gruppen von Persönlichkeitsmerkmalen gibt. Für 301 Personen liegen Korrelationen der neun
Skalen des Freiburger Persönlichkeitsinventars (FPI) vor
(J. Fahrenberg, H. Selg (1970)). Jede der neun Variablen
hat neun mögliche Ausprägungen. Die Variablen und ihre
sogenannten Pole sind:

(1) = Nervosität
    psychosomatisch   - psychosomatisch
    nicht gestört   gestört

(2) = Aggressivität
    nicht aggressiv,   - aggressiv,
    beherrscht   emotional unreif

(3) = Depressivität
    zufrieden,   - mißgestimmt,
    selbstsicher   selbstunsicher

(4) = Erregbarkeit
    ruhig, stumpf   - reizbar, leicht frustriert

(5) = Geselligkeit
    ungesellig, zurück-   - gesellig, lebhaft
    haltend

(6) = Gelassenheit
    irritierbar, zögernd   - selbstvertrauend,
                           gutgelaunt

(7) = Dominanzstreben
    nachgiebig, gemäßigt   - sich durchsetzend, streng

(8) = Gehemmtheit
    ungezwungen, kontakt-   - gehemmt, gespannt
    fähig

(9) = Offenheit
    verschlossen,   - offen, selbstkritisch
    unkritisch

Wie die relative Häufigkeitsverteilung zeigt (Abb. 21),
können die neun Skalen als annähernd normalverteilt gelten.

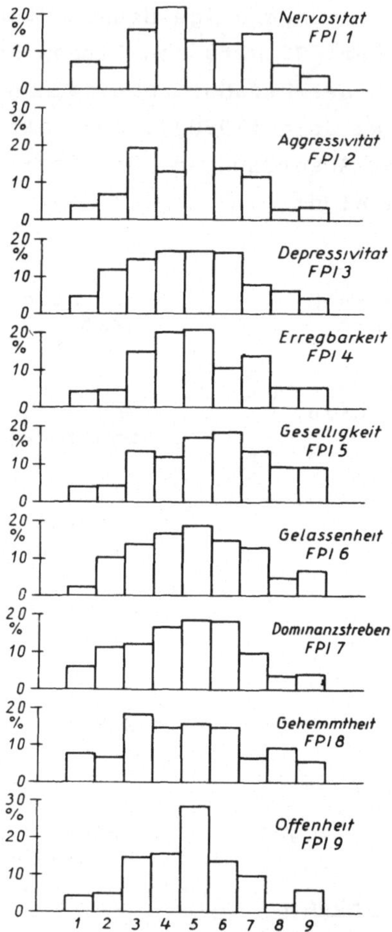

<u>Abb. 21:</u> Beobachtete Häufigkeitsverteilungen von neun Per-
sönlichkeitsmerkmalen des Freiburger Persönlichkeitsinventars (FPI) für 301 Probanden ohne klinische
Befunde

Als einfache, mit den Daten zu vereinbarende Struktur für
den Zusammenhang der Merkmale ergibt sich das Modell
13568/234679. Die beobachteten und die bei diesem Modell
implizierten Korrelationen sind in Abbildung 22 wiedergegeben.

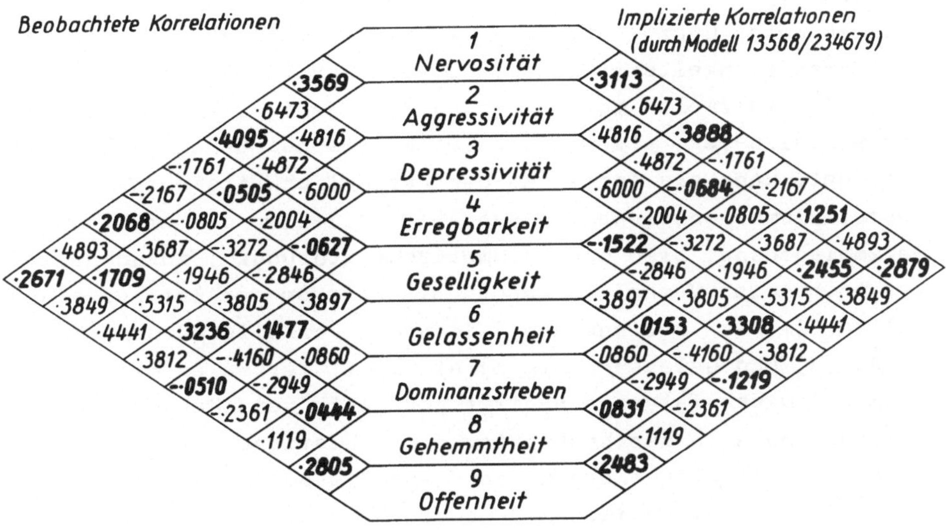

Abb. 22: Beobachtete und durch Modell 13568/234679 implizierte Korrelationen von Persönlichkeitsmerkmalen;
für Probanden ohne klinische Befunde

Alle wichtigen beobachteten Korrelation (r ≥ .25) werden
bei diesen Modellannahmen gut reproduziert. Modell 13568/234679
ist dadurch gekennzeichnet, daß die zwei Variablengruppen
(158) und (2479) völlig unabhängig voneinander sind, nachdem
jede dieser sieben Variablen vom Einfluß der beiden restlichen Variablen 3 und 6 bereinigt wurde. Diese Struktur drückt
sich in den Korrelationskoeffizienten so aus, daß die partiellen Interkorrelationen zwischen den ersten beiden Gruppen,
(158) und (2479), verschwinden.

Es lassen sich somit zwei Gruppen von Persönlichkeitsmerkmalen deutlich trennen, zumindest, wenn man zwei der Merkmale, nämlich Depressivität (3) und Gelassenheit (6), unverändert hält. Diese beiden Merkmalsgruppen sind einerseits
Nervosität (1), Geselligkeit (5) und Gehemmtheit (8), andererseits Aggressivität (2), Erregbarkeit (4), Dominanzstreben (7) und Offenheit (9). Dieses Ergebnis befindet
sich in guter Übereinstimmung mit bekannten Theorien über
die Persönlichkeitsstruktur (H.J. Eysenck (1958), K. Pawlik
(1968)). Die zweite Merkmalsgruppe, diejenige, welche aggres-
sives, reizbares, strenges, selbstkritisches Benehmen kennzeichnet, kann als Indiz für den Persönlichkeitsfaktor
Neurotizismus angesehen werden. Die Variablen der ersten
Merkmalsgruppe, also psychosomatische Störungen, zurückhalten-
des, gehemmtes Verhalten können als Zeichen der Introversion
gelten. In der vorliegenden Stichprobe korrelieren Depressivität (3) und Gelassenheit (6) stark mit Merkmalen beider
Gruppen. Diese Tatsache bewirkt, daß alle neun Persönlichkeitsmerkmale in der beobachteten Korrelationsmatrix deutlich interkorreliert erscheinen. Aus diesem Grund ist es
kaum möglich, die beiden trennbaren Merkmalsgruppen, (158)
und (2479), bereits in der beobachteten Korrelationsmatrix
zu identifizieren. In Daten von Personengruppen, die hinsichtlich der Merkmale Depressivität (3) und Gelassenheit (6)
homogen sind, dürften dagegen - sofern Modell 13568/234679
tatsächlich die Struktur der Persönlichkeitsmerkmale erfaßt -
die Merkmalsgruppen (158) und (2479) auch marginal kaum mehr
interkorrelieren.

Das Modellsuchverfahren hat in diesem Beispiel zweierlei ge-
leistet. Erstens wurde eine interpretierbare Struktur auf-
gedeckt, und zweitens konnten überprüfbare Hypothesen für
weitere Untersuchungen formuliert werden. Eine ausführli-
chere Darstellung der Ergebnisse findet sich in einer Arbeit
von N. Wermuth, V. Hodapp und G. Weyer (1976).

Im folgenden werden die Überlegungen, die zur Wahl des
Modells 13568/234679 führen, kurz beschrieben. Für neun
Variable gibt es $\binom{9}{2} = 36$ verschiedene Variablenpaare
und somit 36 Auswahlschritte bis alle paarweisen partiellen Assoziationen $(\rho_{ij.K})$ eliminiert sind. In Tabelle 6 ist das bei jedem Schritt ausgewählte Variablenpaar mit seinem zugehörigen Chi-Quadrat-Wert bei
einem Freiheitsgrad angegeben. Ein hoher Chi-Quadrat-
Wert weist darauf hin, daß die partielle Assoziation
des Variablenpaares nicht eliminiert werden kann, ohne
daß sich die Abweichungen zwischen beobachteten und
implizierten Korrelation stark vergrößern.

Die Bezeichnung der jeweils zugehörigen Modelle wurde
der Übersichtlichkeit wegen nur bei einigen Auswahl-
schritten explizit angeführt. Da die Modellinterpreta-
tion etwas schwierig wird, wenn zu viele verschiedene
Variablengruppen ausgewiesen werden, fassen wir einige
bereits durch Schrägstriche getrennte Indexgruppen
wieder zusammen. Die Modellanpassung an die Beobachtungen kann sich durch ein solches Vorgehen nur verbessern,
und man erhält einfacher zu interpretierende Modelle.
So erhalten wir bei Schritt 14 das Modell 135678/234679,
bei Schritt 19 das Modell 13568/234679 und bei Schritt 22
Modell 13568/23479. Bei der Entscheidung für eines dieser
Modelle ist die Güte der Anpassung gegen die Einfachheit
der Struktur abzuwägen. Noch besser als durch das bereits
beschriebene Modell 13568/234679 wären die beobachteten
Korrelationen durch Modell 135678/234679 reproduziert
worden. Die Struktur dieses Modells ist jedoch komplizierter
als diejenige des von uns ausgewählten Modells.

Tab. 6: Auswahlschritte bei der Modellsuche für Persönlichkeitsmerkmale

Auswahl-schritt	gewähltes Variablen-paar	LQ-χ^2	angenommenes Modell
1	(1,5)	0,000	12346789/23456789
2	(1,6)	0,003	
3	(6,8)	0,002	
4	(1,4)	0,07	
5	(4,8)	0,50	123789/235679/234679
6	(4,5)	0,75	
7	(1,9)	1,25	
8	(1,2)	1,08	
9	(2,8)	1,82	
10	(8,9)	1,96	1378/3578/235679/234679
11	(5,9)	1,00	
12	(7,9)	0,91	
13	(4,9)	2,30	
14	(2,5)	3,71	1378/3578/3567/23467/2369 (135678 / 234679)
15	(1,7)	4,95	
16	(7,8)	0,00	
17	(6,9)	5,23	
18	(2,6)	2,10	
19	(5,7)	6,25	138/358/356/2347/2369 (13568 / 234679)
20	(4,6)	10,37	
21	(6,7)	7,95	
22	(3,7)	3,95	138/358/356/234/247/239 (13568 / 23479)
23	(2,9)	14,63	
24	(1,8)	15,63	
25	(2,7)	15,92	
26	(2,3)	22,95	
27	(3,6)	23,87	
28	(3,5)	0,22	
29	(4,7)	47,08	
30	(5,6)	49,58	
31	(5,8)	57,20	
32	(3,9)	66,12	
33	(3,4)	77,85	
34	(2,4)	25,08	
35	(3,8)	99,92	
36	(1,3)	163,44	1/2/3/4/5/6/7/8/9

3.2.2.2 Modellsuche in Kontingenztafeln

Die in unserem dritten Beispiel verwendeten qualitativen
Daten stammen von A. Coppen (1966) und wurden zuvor bereits von G.A. Lienert (1971) und von N. Wermuth (1976c)
analysiert. Die Daten zeigen den Zusammenhang von vier Symptomen, die an 362 psychiatrisch behandelten Patienten erhoben
wurden. Die Merkmale oder Symptome und ihre Ausprägungen
sind:

(1) = V=Validität (Psychasthenie -, Energiegeladenheit +)
(2) =So=Solidität (Hysterie -, Rigidität +)
(3) =St=Stabilität (Extraversion -, Introversion +)
(4) = D=depressive Phase (nein -, ja +)

Die Frage, die den Anlaß zu einer Modellsuche gab, war,
ob der beobachtete Zusammenhang der Symptome mit einer
einfachen Struktur beschrieben werden kann. Abbildung 23
zeigt einerseits die beobachteten Fallzahlen pro Symptom-
kombination der vier Merkmale, andererseits die Struktur
des ausgewählten Modells 13/14/24. Dieses Modell besagt,
daß, für gegebene Ausprägungen des Merkmals (4), das Merkmal (2) unabhängig von den Merkmalen (1) und (3) zusammen
ist und daß die Merkmale (1) und (3) für beide Ausprägungen
des Merkmals (4) gleichartig assoziiert sind. Das bedeutet,
daß man Depressive (4+) und Rekonvaleszenten (4-) als
heterogene Patientengruppen ansehen und sie infolgessen
getrennt betrachten sollte (S. Koller, 1963). In jeder
dieser beiden Patientengruppen sind Validität (1) und Sta-
bilität (3) gleichartig assoziiert, aber Solidität (2)
ist unabhängig von jedem dieser beiden Symptome. Wie in
Abb. 23 zu sehen ist, genügt es, die einfachen Assoziationen
der Merkmalspaare (1,3), (1,4) und (2,4) zu kennen, um die
beobachteten Häufigkeiten aller vier Symptome gut zu reproduzieren. Es gab mehr energiegeladene Rekonvaleszenten
als energiegeladene, depressive Patienten (63,6% gegenüber
37,1%) und mehr rigide Depressive als rigide Rekonvaleszenten
(55,5% gegenüber 34,3%).

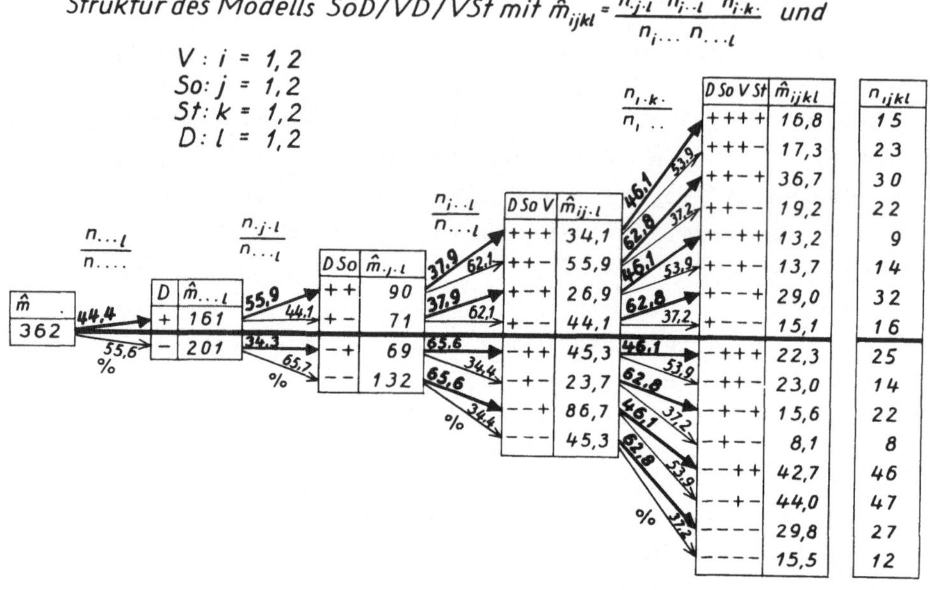

Abb. 23: Beobachtete und für Modell 24/14/13 erwartete Fallzahlen für vier Symptome bei 362 psychiatrisch
behandelten Probanden.

Schließlich wurden häufiger energiegeladene extrovertierte
(62,8%) als energiegeladene, introvertierte Patienten
(46,1%) beobachtet.

Die einzelnen Schritte der Modellsuche sind in Tabelle 7
angegeben. Zunächst wird das Variablenpaar (2,3) als bedingt unabhängiges Paar ausgewählt. Die zugehörige Chi-
Quadrat-Prüfgröße wird folgendermaßen berechnet:

Tabelle 7 : Auswahlschritte bei der Modellsuche für die Symptome depressiver Patienten

Variablen-paar	Schritt 1		Schritt 2			Schritt 3			Schritt 4		
	LQ–X^2	FG	Rand-tafel	LQ–X^2	FG	Rand-tafel	LQ–X^2	FG	Rand-tafel	LQ–X^2	FG
(1,2)	4,78	4	124	5.49	2	124	5.49	2	x	x	x
(1,3)	12,87	4	134	13.58	2	13	10.02	1	13	10.02	1
(1,4)	33.00	8	-*)	–	–	124	30.80	2	14	28.03	1
(2,3)	3.93	4	x*)	x	x	x	x	x	x	x	x
(2,4)	22.38	4	124	19.73	2	124	19.73	2	24	16.97	1
(3,4)	7.64	4	134	4.99	2	x	x	x	x	x	x
ausgewähl-tes Modell	124/134		124/13			13/14/24			3/14/24		

– bedeutet, daß das zugehörige Modell nicht multiplikativ ist

x bedeutet, daß das zugehörige Variablenpaar in einem vorhergehenden Schritt ausgewählt wurde, bedingt unabhängig zu sein.

$$3.93 = 2\left[(\Sigma n_{ijkl}\ln n_{ijkl}) - ((\Sigma n_{ij.l}\ln n_{ij.l}) + (\Sigma n_{i.kl}\ln n_{i.kl}) - (\Sigma n_{i..l}\ln n_{i..l}))\right]$$

Dabei bezeichnen n_{ijkl} - wie in Kapitel 2.2 - die beobachteten Fallzahlen der vierdimensionalen Kontingenztafel, und $n_{ij.l}$, $n_{i.kl}$, $n_{i..l}$ die beobachteten Randtafeln mit den Variablen (124), (134) und (14), respektive. Wird die Zahl der Ausprägungen pro Variable wieder mit I_1, I_2, I_3, I_4 bezeichnet, so errechnet man die Freiheitsgrade der Prüfgrößen für die bedingte Unabhängigkeit des Paares (2,3) in der Tafel (1234) als $(I_2-1)(I_3-1)I_1 I_4$ (= 4 in unserem Beispiel).

Da $3,93 < \chi^2_{.95;4}$ ist, wird Modell 124/134 akzeptiert. Für die Berechnung der Prüfgrößen im zweiten Auswahlschritt genügen infolgedessen die Randtafeln mit den Variablen (124) oder (134). (Da Modell 124/134 bereits angenommen wurde, wird z.B. der Test für die bedingte Unabhängigkeit des Paares (1,2), gegeben die Variablen 3 und 4, gleichbedeutend mit dem Test der bedingten Unabhängigkeit von (1,2), gegeben Variable 4 alleine). So errechnet man:

$$5,49 = 2\left[(\Sigma n_{ij.l}\ln n_{ij.l}) - ((\Sigma n_{i..l}\ln n_{i..l}) + (\Sigma n_{.j.l}\ln n_{.j.l}) - (\Sigma n_{...l}\ln n_{...l}))\right].$$

Die Zahl der Freiheitsgrade für diese Prüfgröße ist $(I_1-1)(I_2-1)I_4 = 2$. Vom vierten Auswahlschritt an wird die Anpassung der Modelle an die Daten schlecht: der kleinste Chi-Quadrat-Wert des vierten Schrittes ist 10,02. Verglichen mit $\chi^2_{.99;1} = 6,31$ ist dieser Wert hochsignifikant. Infolgedessen wird das im dritten Schritt ausgewählte Modell 13/14/24 als die einfachste, mit den Daten noch gut vereinbare Struktur angenommen. Hätten wir dieses Modell nicht schrittweise, sondern direkt überprüft, so hätte sich als Chi-Quadrat-Prüfgröße genau die Summe der Chi-Quadrat-Werte der einzelnen Auswahlschritte, also 14,41 (= 3,93 + 4,99 + 5,41) mit 8 (= 4 + 2 + 2) Freiheitsgraden ergeben.

3.2.3 <u>Alternativverfahren</u>

Für qualitative Daten sind uns keine Verfahren bekannt,
die als Alternativen zu der gerade beschriebenen Modellsuche
verwandt werden könnten. Für quantitative Variable könnte
die Suche nach Zusammenhangsstrukturen auch mit Hilfe einer
Faktorenanalyse angegangen werden. Die Faktorenanalyse hat
gegenüber der hier dargestellten Anwendung der Kovarianzselektion einige Vorzüge und Nachteile. Vorzüge der Faktorenanalyse sind vor allem, daß sie schon lange bekannt ist,
häufig angewandt wurde und daß es für sie bereits gut aus-
gearbeitete Rechenverfahren gibt. Ihr wesentlicher Nachteil ist dagegen, daß sie nicht auf einer klar formulierten
mathematisch-statistischen Theorie basiert und daß sich
infolgedessen eine gefundene Struktur nicht als überprüfbare Hypothese formulieren läßt. Für die Modellsuche mittels
Kovarianzselektion gilt das Gegenteil: es sind mit diesem
Verfahren bisher - außer den oben dargestellten - noch
keine praktischen Erfahrungen gesammelt worden. Dagegen ist
die zugrundeliegende Theorie klar und eindeutig; die möglichen
Modelle oder Strukturen sind genau definiert.

Über die Beziehungen zwischen Faktorenanalyse und Kovarianzselektion ist noch wenig bekannt. Einige Aufschlüsse geben
die in Abbildung 24 dargestellten numerischen Beispiele
für Kovarianzselektionsmodelle und die zugehörigen Faktorenanalysen. Zunächst wurden die Korrelationsmatrizen so
konstruiert, daß sie jeweils ein Zahlenbeispiel für ein
bestimmtes Kovarianzselektionsmodell darstellen. Wir wollen
feststellen, ob und wie diese Strukturen in den Ergebnissen
von Faktorenanalysen zum Ausdruck kommen. Die für die Faktorenanalyse benötigten Kommunalitäten wurden der Einfachheit halber mit den größten Korrelationskoeffizienten jeder
Spalte der Korrelationsmatrix geschätzt. Wir vernachlässigten
weiterhin die Schwierigkeit, daß die so gewonnenen neuen
Matrizen nicht mehr positiv definit sind. Die Zahl der
Faktoren wurde vorgegeben, und zwar als die Anzahl der im
Kovarianzselektionsmodell als getrennt genannten Variablengruppen.

| Modell | Numerisches Beispiel | | Faktorenanalyse-Ergebnisse | | | | |
	Korrelationen	Variablen	Kommunalitätschätzungen	Eigenwerte	Rotierte Faktorladungen 1	2	3
1234	·5000 / 5000 ·5000 / ·5000 5000 / ·5000	1	·5	2·000	·707		
		2	·5	·000	·707		
		3	·5	·000	·707		
		4	·5	·000	·707		
123/124	·5000 / ·5000 ·5000 / ·5000 ·5000 / ·3333	1	·5	1·920	·510	−·510	
		2	·5	·167	·510	−·510	
		3	·5	·000	·265	−·673	
		4	·5	−·087	·673	·265	
123/14	·5000 / ·5000 ·5000 / ·5000 ·2500 / ·2500	1	·5	1·768	·545	−·522	
		2	·5	·337	·683	−·202	
		3	·5	·000	·683	−·202	
		4	·5	−·105	·177	−·700	
123/4	·5000 / 5000 ·5000 / ·0000 ·0000 / ·0000	1	·5	1·500	·707		
		2	·5	·000	·707		
		3	·5	·000	·707		
		4	·0	·000	·000		
13/14/23	·2500 / ·5000 ·5000 / ·5000 1250 / ·2500	1	·5	1·586	·266	·648	·234
		2	·5	·500	·673	·093	·198
		3	·5	039	·500	·284	·649
		4	·5	−·125	·026	·702	·087
12/13/14	·5000 / ·5000 ·5000 / ·2500 ·2500 / ·2500	1	·5	1·651	·517	−·457	·349
		2	·5	·250	·196	−·681	·126
		3	·5	250	·230	−·168	·827
		4	·5	−·151	·611	− 174	162
14/23	·2500 / ·0000 ·5000 / ·5000 ·0000 / ·0000	1	·5	1·000	000	·707	
		2	·5	1·000	·707	000	
		3	·5	·000	·707	000	
		4	·5	000	000	·707	

<u>Abb. 24:</u> Beispiele einfacher Strukturtypen und die zugehörigen Ergebnisse von Faktorenanalysen.

Betrachten wir nunmehr Abbildung 24. Die Übereinstimmung
zwischen den Ergebnissen der Faktorenanalyse und unseren
Modellbezeichnungon ist auffällig: So ist die erste Korrelationsmatrix ein Beispiel für Modell 1234, das heißt,
es gibt keine bedingt unabhängigen Variablenpaare. Dementsprechend findet man mit der Faktorenanalyse dafür nur
einen Generalfaktor. Die zweite Korrelationsmatrix ist
ein Beispiel für Modell 123/124. Für diese Daten findet
die Faktorenanalyse zwei Faktoren mit Doppelladungen für
die Variablen 1 und 2 und getrennten Ladungen für die
Variablen 3 und 4. Die Interpretation des zugehörigen Modells 123/124 ist völlig analog dazu: gegeben die gemeinsame Variable 12 sind die Variablen 3 und 4 unabhängig.
Ähnlich deutlich sind die Relationen in den weiteren Beispielen. Die gefundenen Übereinstimmungen sind so gut,
daß eine systematische Untersuchung der Beziehungen zwischen Kovarianzselektion und Faktorenanalyse lohnend er-
scheint.

3.3 Prüfung vorgegebener Hypothesen über Zusammenhangs-
strukturen

Im vorhergehenden Kapitel wurden datengesteuerte Analysen
beschrieben, im folgenden geben wir Beispiele für hypothesen-
gesteuerte Analysen. Wir betrachten vorgegebene Unabhängigkeitshypothesen über Variablengruppen. Solche Hypothesen
sind keineswegs neu, jedoch ist kaum bekannt, daß und wie
einfach sie im Rahmen der Theorie der log-linearen Modelle
und der Kovarianzselektionsmodelle überprüft werden können.
Nun werden die meisten statistischen Verfahren erfahrungs-
gemäß immer dann gerne und häufig angewendet, wenn die
erforderlichen Rechenschritte leicht nachvollziehbar sind,
beziehungsweise wenn programmierte Rechenverfahren verfüg-

bar sind. Da bisher weder das eine noch das andere für
die beiden oben beschriebenen Theorien zutraf, verwundert
es nicht, daß Hypothesen über Zusammenhangsstrukturen bisher
selten formuliert und geprüft wurden.

3.3.1 Methodik

Jeder Unabhängigkeitshypothese für mehrere Variable entspricht ein bestimmtes multiplikatives Modell. Die Berechnung von Prüfgrößen und Schätzwerten für solche Modelle
wurde bereits in Kapitel 2 ausführlich beschrieben, und
zwar für normalverteilte und für multinomial verteilte
Variable. Die Schwierigkeit bei der Anwendung solcher
Prüfverfahren besteht also lediglich noch darin, die
jeweilige sachliche Fragestellung in eine statistisch
überprüfbare Frage zu übersetzen, also als eine entsprechende Unabhängigkeitshypothese zu formulieren, beziehungsweise das zugehörige multiplikative Modell zu finden. Nun
wurde die Verschiedenartigkeit der möglichen Unabhängigkeitshypothesen bereits durch die Ergebnisse der Modellsuche (Kap. 3.2) und die systematische Darstellung der
bei nur vier Variablen möglichen Modellarten (2.3) angedeutet. Daher wäre es wenig sinnvoll, eine vollständige
Übersicht für alle Modellarten zu geben. Stattdessen ver-
suchen wir, die Modelle zu systematisieren. Dies erleichtert es im Einzelfall, die zu Unabhängigkeitshypothesen gehörigen Modellbezeichnungen zu finden
und die Prüfgrößen anzugeben. Wir unterscheiden Modelle
mit:
I - völliger Unabhängigkeitvon Variablengruppen
II- bedingten Unabhängigkeiten nur einzelner Variablen
III-aus I und II gemischten Hypothesen.

Abbildung 25 zeigt anhand von verschiedenen Modellen für
sechs Variable schematisch die für jede dieser drei Gruppen typischen Assoziationsmuster.

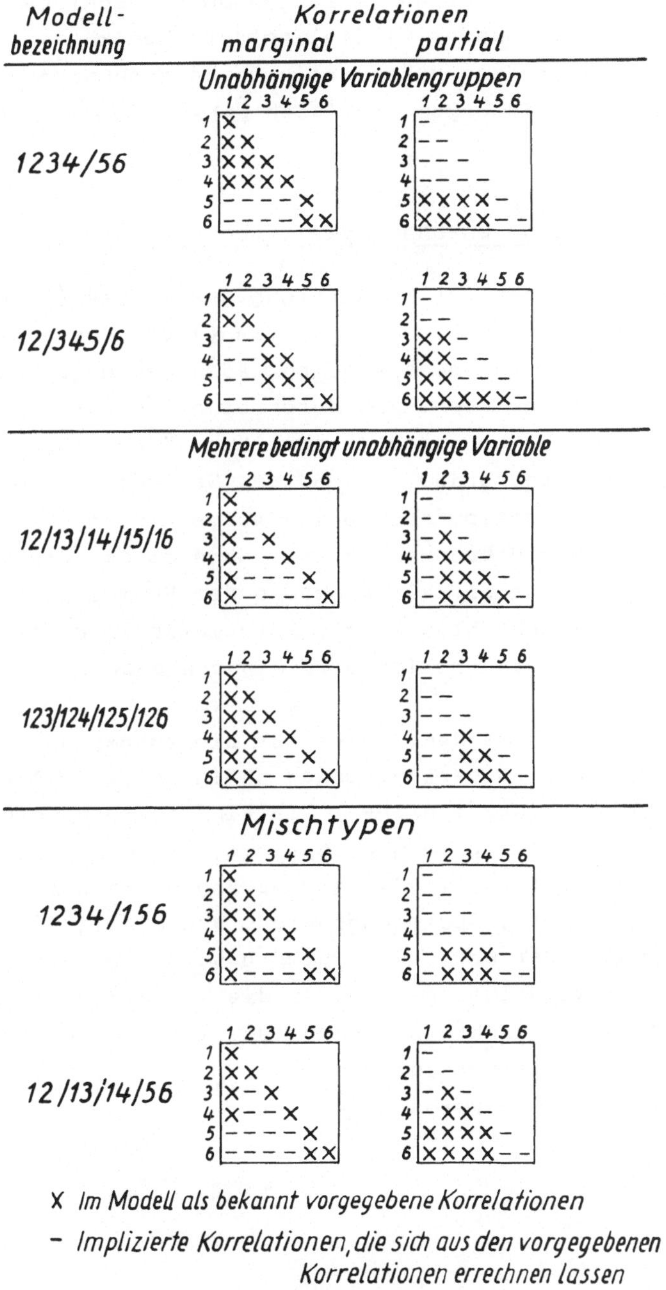

Abb. 25: Schematische Darstellung ausgewählter Modelle,
die für drei Strukturgruppen typisch sind.

3.3.2   Anwendungsbeispiele

Anhand mehrerer Beispiele wird nunmehr gezeigt, daß medizinisch relevante Fragestellungen den verschiedenen Unabhängigkeitshypothesen (I-III) entsprechen können, daß
die für die Prüfung erforderlichen Berechnungen einfach
sind und daß die Ergebnisse sich **relativ anschaulich darstellen lassen.**

3.3.2.1   Völlige Unabhängigkeit von Variablengruppen (I)

Die Daten für das zur Erläuterung des Falles (I) beschriebene Beispiel wurden von K. Überla (1967) übernommen. Von
150 männlichen Versuchspersonen lagen Messungen über Kreislaufveränderungen vor, die durch eine Blutentnahme von 400 ml
bewirkt wurden, außerdem Angaben über das Alter (Variable 1), die Körpergröße (2) und das Gewicht (3). Die Änderung in der Kreislaufregulation wurde als Abnahme des
systolischen Blutdrucks (4), als Abnahme des diastolischen
Blutdrucks (5) sowie als Änderung der Herzfrequenz (6) gemessen. Die beobachteten Interkorrelationen dieser sechs
Variablen sind in Abbildung 26 wiedergegeben.

Es soll geprüft werden, ob es für die Zusammenhangsbetrach-
tung der Kreislaufveränderungen nötig ist, die Anamnesefaktoren zu berücksichtigen. Die einfachste Hypothese,
die dieser Fragestellung entspricht, ist die, daß die
Variablengruppe (123) völlig unabhängig von der Variablengruppe (456) sei, beziehungsweise, daß Modell 123/456 den
Zusammenhang der sechs Variablen beschreibe. Diese Hypothese
kann nicht widerlegt werden, da die Prüfgröße die 5%-Signi-
fikanzschwelle nicht überschreitet, weil 10,49, der beobachtete χ^2-Wert kleiner ist als $\chi^2_{.95;9} = 16,9$. Damit wird
die Ausgangsfrage verneint.

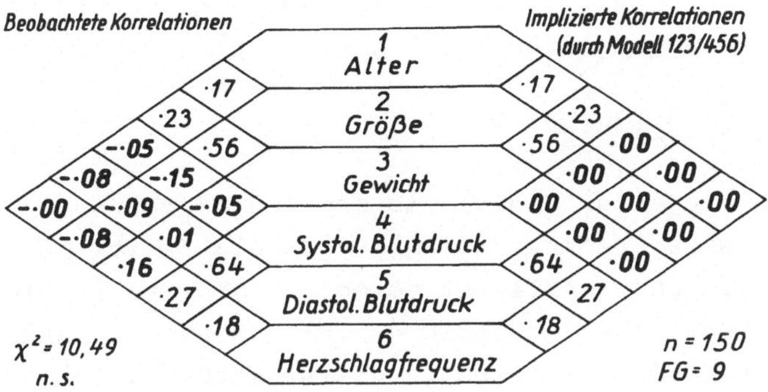

Abb. 26: Beobachtete und durch Modell 123/456 implizierte Korrelationen von Anamnesefaktoren (1,2,3) und Blutdruck- und Herzfrequenzänderungen (4,5,6)

Die Zahl der Freiheitsgrade ist dabei gleich neun, gleich der Zahl der in Modell 123/456 bedingt unabhängigen Variablenpaare. Der Wert der Prüfgröße errechnet sich folgendermaßen:

$$10,49 = -150 \left(\ln D_{123456} - (\ln D_{123} + \ln D_{456})\right),$$

also aus Differenzen von logarithmierten Determinanten, und zwar derjenigen der beobachteten Korrelationsmatrix (D_{12345}) einerseits und derjenigen der geschätzten Korrelationsmatrix $\hat{\underset{\sim}{p}}$ (= $D_{123}D_{456}$) andererseits.

3.3.2.2 <u>Bedingte Unabhängigkeit einzelner Variablen (II)</u>

Um die etwas komplizierteren bedingten Unabhängigkeitshypothesen der Gruppe (II) zu veranschaulichen, geben wir
Beispiele mit quantitativen und mit qualitativen Variablen.

a) <u>Quantitative Variable</u>

Im Rahmen des Projektes Angiologie des SFB 36 wurden an
112 Probanden unter anderem die Pulswellenlaufzeit, die Puls-
wellengipfelzeit und Abfallzeit sowohl an Oberarm (Variable
1,2,3) wie am Unterarm (Variable 4,5,6) gemessen*. Abb. 27
zeigt die **Häufigkeitsverteilungen dieser sechs Variablen.**
Diese zeigen, daß die sechs Variablen als annähernd normalverteilt gelten können. Gefragt wird, ob sich die beobachteten Zusammenhänge der drei Meßgrößen am Oberarm bereits mit den Messungen derselben Größen am Unterarm erklären lassen. Als Unabhängigkeitshypothese formuliert,
lautet die gleiche Frage: gegeben die Variablen 4, 5 und 6,
sind dann die Variablen 1, 2 und 3 unabhängig voneinander?
Das entsprechende multiplikative Modell wird mit 1456/2456/
3456 bezeichnet. Aus Abbildung 28 ist zu ersehen, wie wenig
die beobachteten Korrelationen von den (unter diesen Modellannahmen) geschätzten Korrelationen abweichen. Dementsprechend
fällt die Beurteilung anhand der Prüfgröße aus: die
Hypothese kann nicht widerlegt werden, da die Prüfgröße
kleiner als $\chi^2_{.95;3} = 7,81$ ist. Eine kausale Interpretation
dieser Zusammenhänge wird in Kap. 3.3.3 **vorgeschlagen.**

b) <u>Qualitative Daten</u>

Krankheitssymptome werden meist als qualitative Variable
erfaßt (vorhanden - nicht vorhanden). Daß die Unabhängig-
keitsprüfung für Symptome zu Hypothesen der Gruppe II führen
kann, wird nun gezeigt. Von Krankheitssymptomen sagt man,

Die Daten wurden freundlicherweise von E. Foltin und
A. von Ungern-Sternberg zur Verfügung gestellt.

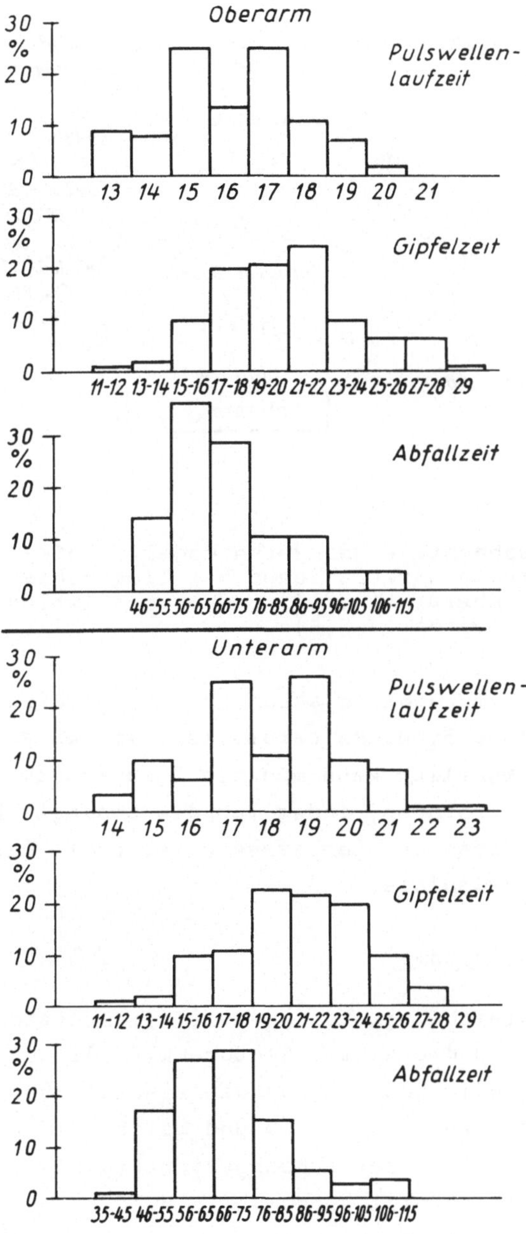

Abb. 27: Beobachtete Häufigkeitsverteilungen von sechs oszillographischen Messungen an 112 Probanden (in 10^{-2} sec)

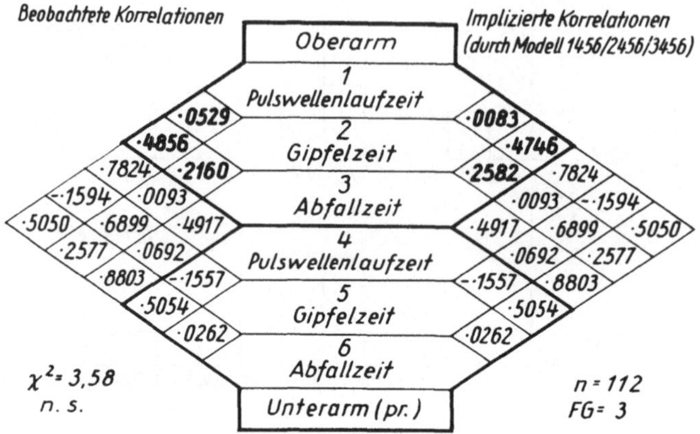

Abb. 28: Beobachtete und durch Modell 1456/2456/3456 implizierte Korrelationen oszillographischer Messungen
am Oberarm (1,2,3) und am proximalen Abschnitt des
Unterarms (4,5,6)

daß sie zusammengehörig seien (B. Leiber u.a., 1972), wenn sie
Symptome eines Syndroms darstellen. Im Rahmen von multiplikativen Modellen kann man die Zusammengehörigkeit von
Symptomen überprüfen, indem man die bedingte Unabhängigkeit eines jeden Symptompaares untersucht. Wir geben
dafür zwei Beispiele.

b_1) Gestosesymptome

Als Gestosezeichen gelten Ödeme (1+), Proteinurie (Eiweiß
im Urin, 2+) und erhöhter Blutdruck (3+). Aus der bereits
erwähnten Studie über den Schwangerschaftsverlauf ist für
4.556 Schwangere bekannt, ob und welche dieser Symptome
im letzten Drittel der Schwangerschaft, also im dritten
Trimenon festgestellt wurden. Wie häufig die einzelnen
Symptomkombinationen beobachtet wurden, ist in Tabelle 8
dargestellt.

Es wird geprüft, ob eines der drei Symptompaare bedingt
unabhängig ist.

Tab. 8: Gestose-Symptome bei 4.856 Schwangeren

	Erhöhter Blutdruck (3)			Erhöhter Blutdruck (3)	
	+			-	
	Proteinurie (2)			Proteinurie (2)	
	+	-		+	-
Ödeme (1) +	19	63	Ödeme (1) +	61	1051
−	12	83	−	115	3452

Die drei Unabhängigkeitshypothesen sowie die Prüfergebnisse
sind:

Modell	$LQ-\chi^2$	FG	
12/13	40,58	2	$\chi^2_{.99;2} = 9,21$
12/23	34,47	2	$\chi^2_{.997;2} = 12,00$
13/23	14,41	2	

Da jede der drei Prüfgrößen signifikant ist, haben wir
mittels log-linearer Modelle einen statistischen Nachweis
über die Zusammengehörigkeit der Gestosesymptome erbracht.
Dieser Nachweis wäre durch eine Betrachtung **nur der zwei**-
dimensionalen Tabellen nicht möglich.

b_2) Leuner'sches Syndrom

Ein ähnliches Ergebnis erhalten wir im Falle der Symptome
des Leuner'schen Syndroms. Das gleichzeitige Vorkommen von
Affektivitätsbeeinflussung (1), Denkstörung (2) und Be-
wußtseinstrübung (3) nach der Einnahme von LSD (Lyserg-
säurediäthylamid) wird als Leuner'sches Syndrom bezeichnet.
Die von der Zusammenhangsstruktur her hochinteressanten Ver-
suchsergebnisse G.A. Lienerts (1971) mit 65 Personen sind
in Tabelle 9 wiedergegeben.

Tab. 9 : Symptome nach LSD-Einnahme bei 65 Versuchspersonen

	Bewußtseinstrübung (3)					
	+			−		
	Denkstörung (2)			Denkstörung (2)		
	+	−			+	−
Affektivitäts-beeinflussung (1) +	20	4	(1) +		3	15
−	1	12	−		10	0

Auch in diesem Beispiel wird die Zusammengehörigkeit der
Symptome nachgewiesen, da jede der drei Unabhängigkeitshypothesen abgelehnt werden muß:

Modell	$LQ-\chi^2$	FG	
12/13	44,79	2	$\chi^2_{.99;2} = 9,21$
12/23	44,11	2	$\chi^2_{.997;2} = 12,00$
13/23	44,39	2	

In beiden Fällen, b_1 wie b_2, erweist sich somit die Zusammengehörigkeit der Einzelsymptome als statistisch gesichert.
Damit ist nicht die Frage beantwortet, _wie_ die Symptome
zusammenhängen. Es ist im Gegenteil leicht zu sehen, daß
die Art der Symptominterkorrelation in beiden Beispielen
völlig unterschiedlich ist. Die drei Gestosesymptompaare
sind marginal (im Gesamtkollektiv) abhängig, die drei
Symptompaare des Leuner'schen Syndroms sind **alle marginal**
unabhängig. Die partiellen Assoziationen der Gestose-
symptome sind gleichartig, der Zusammenhang der Symptome
des Leuner'schen Syndroms dagegen ist in den Teilkollektiven
unterschiedlich.

3.3.2.3 Mischtypen von Hypothesen (III)

Die komplizierteren der multiplikativen Modelle (III) sind
durch Hypothesen gekennzeichnet, die sich als Mischungen
der bisher beschriebenen Hypothesen I und II auffassen lassen. Typischerweise ergeben sich solche Modelle oder Hypothesen als Ergebnis einer datengesteuerten Modellsuche. So
prüfen wir hier als Beispiel, ob das Modell, das in Kapitel
3.2.3 für den Zusammenhang von Persönlichkeitsmerkmalen
bei gesunden Probanden gefunden wurde, auch für Hypertoniker angenommen werden kann.

Die Beobachtungen von Persönlichkeitsmerkmalen für insgesamt
168 Hypertoniker wurden ebenfalls von V. Hodapp und G. Weyer
zur Verfügung gestellt. Die empirische Häufigkeitsverteilung dieser Merkmale ist in Abb. 29 dargestellt. In dieser
Abbildung ist zu sehen, daß die Annahme normalverteilter
Skalen im Falle der ersten Variablen (FPI1) kaum erfüllt ist.

Die Hypothese, daß Modell 13568/234679 den Zusammenhang der
Persönlichkeitsmerkmale von Hypertonikern beschreibt, ist
abzulehnen (28,8 χ^2 $_{.99;12}$ = 26,2). Wenn man die Abweichungen zwischen beobachteten und geschätzten Korrelationen
in Abb. 30 betrachtet, so fällt auf, daß insbesondere die
Korrelationen zwischen den Merkmalen (1,2), (1,4) und (1,9)
schlecht reproduziert werden. Das deutet darauf hin, daß
sich die Gruppe der Hypertoniker von den gesunden Probanden vor allem in psychosomatischen Beschwerden bezw, Nervosität (1) unterscheidet, und zwar hinsichtlich der Abhängigkeit von Aggression (2), Erregbarkeit (4) und
Offenheit (9).

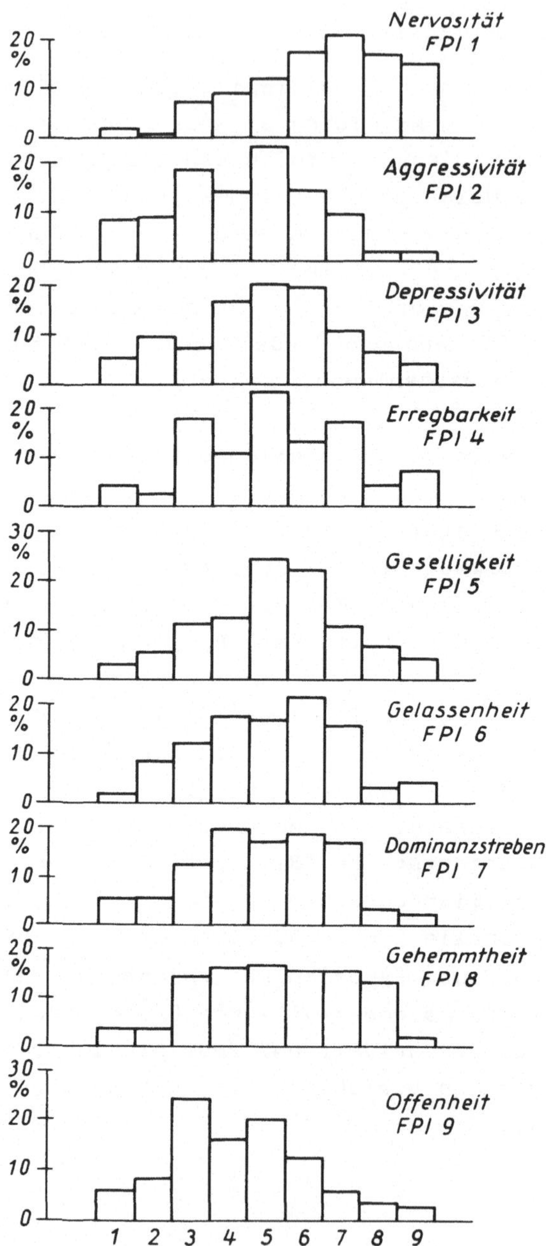

<u>Abb. 29:</u> Beobachtete Häufigkeitsverteilungen von neun
Persönlichkeitsmerkmalen des Freiburger Persönlichkeitsinventars (FPI) für 168 wegen Hypertonie
behandelten Probanden

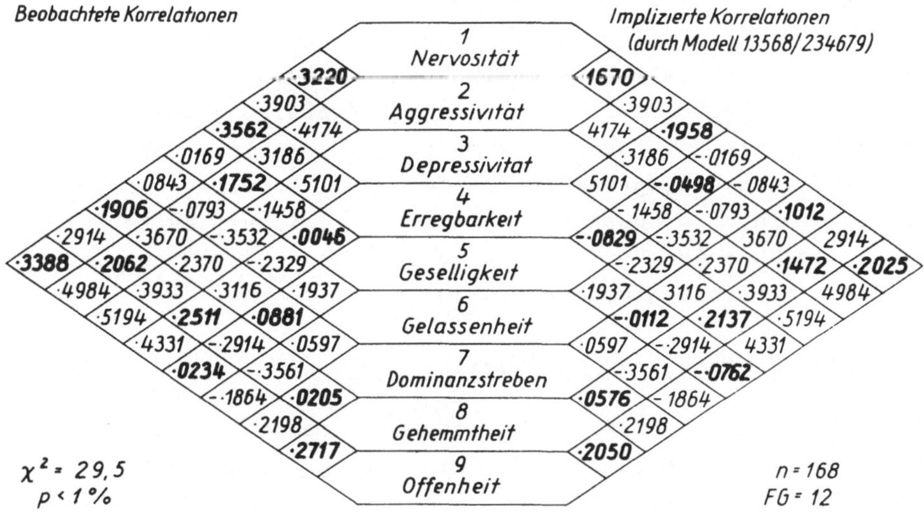

Abb. 30: Beobachtete und durch Modell 13568/234679 implizierte Korrelationen von neun Persönlichkeitsmerkmalen; für Hypertoniker

3.3.3 Alternativverfahren

Bei Alternativverfahren zu der in Kapitel 3.3.2 dargestellten Hypothesenprüfung kann man entweder an Verfei-
nerungen des geschilderten Vorgehens denken oder daran,
daß sich die gleichen sachlichen Fragestellungen im Rahmen
anderer statistischer Modellvorstellungen beantworten lassen. Als Verfeinerung kommt etwa folgendes in Betracht:
es könnten andere Schätzprinzipien als die der Maximum-
Likelihood-Schätzung verwendet werden; es könnten andere
als die Likelihood-Quotienten-Prüfgrößen berechnet werden;
oder die Prüfgrößen könnten anhand ihrer exakten Verteilung statt nur anhand ihrer asymptotischen Verteilung

beurteilt werden. Wir wollen jedoch im folgenden nicht darauf, sondern auf alternative Modelle eingehen. Logarithmisch-lineare wie auch Kovarianzselektionsmodelle erlau-
ben es, Aussagen über die gemeinsame Verteilung zu machen,
also über die Interdependenz mehrerer Variablen. Für einzelne Fragestellungen werden jedoch auch Modelle ange-
bracht sein, die Aussagen über die konditionale Verteilung,
d.h. die Dependenzbeziehung einer Variablengruppe zu einer
anderen Variablengruppe enthalten.

3.3.3.1 <u>Regressions- und Logitanalyse</u>

Modelle, die Dependenzbeziehungen beschreiben, sind etwa
die Logit-Modelle (vgl. J.E. Grizzle, 1971) für qualitative
Variable, oder die Regressionsmodelle (vgl. A.P. Dempster,
1969) für quantitative Variable. Die Relationen zwischen
Logit-Modellen und logarithmisch-linearen Modellen wurden
von Y.M.M. Bishop (1969) diskutiert. Sie zeigte, daß sich
für bestimmte Modelle die gleichen Schätzwerte ergeben,
gleichgültig ob man sie im Rahmen einer Logitanalyse oder
ob man sie im Rahmen eines logarithmisch-linearen Modells
berechnet. Ähnliches gilt für die geschätzten Korrelationen
einzelner Variablenpaare unter bestimmten Modellannahmen
bei der Regression oder bei der Kovarianzselektion: In
Kapitel 3.3.1 kennzeichneten wir als eine einfache Gruppe
von Hypothesen diejenigen bei denen eine völlige Unabhängigkeit von verschiedenen Variablengruppen angenommen wird.
(Gruppe I). Alle Hypothesen dieser Art, die zwei normalverteilte Variablengruppen betreffen, lassen sich mittels
einer Regressionsanalyse prüfen. So wäre es in unserem
Beispiel (Kapitel 3.3.2.1) über Kreislaufänderungen und
Anamnesefaktoren naheliegend, zunächst die Kreislaufände-
rungen ($\underset{\sim}{Y} = (\underset{\sim}{X}_4, \underset{\sim}{X}_5, \underset{\sim}{X}_6)$) als von den Anamnesefaktoren
($\underset{\sim}{X} = (\underset{\sim}{X}_1, \underset{\sim}{X}_2, \underset{\sim}{X}_3)$) abhängig zu sehen und dementsprechend
die Regressionskoeffizienten zu berechnen, welche die
Art dieser Abhängigkeit ($\underset{\sim}{Y}$ von $\underset{\sim}{X}$) wiedergeben. Wenn sich

die Regressionskoeffizienten nicht wesentlich von Null
unterscheiden, so kommt man zum gleichen Schluß wie mit
der Kovarianzanalyse: zu der Aussage, daß die Anamnesefaktoren
für die Interrelationen der Kreislaufveränderungen unerheblich sind.

3.3.3.2 Pfadkoeffizientenanalyse

Eine sinnvolle Anwendung für die Pfadkoeffizientenanalyse
(S. Wright (1923, 1934), O. Duncan (1966)) bieten diejenigen Hypothesen, welche die bedingte Unabhängigkeit einzelner Variabler behaupten (Gruppe II). Die Regressionsanalyse
und die Pfadkoeffizientenanalyse sind insofern verwandte
Verfahren, als beide von einer Gleichung oder von Glei-
chungssystemen ausgehen, in denen jeweils die Abhängigkeit
einer Variablen von weiteren Größen postuliert wird. So
sind denn Pfadkoeffizienten nichts weiter als Regressionskoeffizienten für standardisierte Variable. Unter Stan-
dardisierung ist in diesem Zusammenhang zu verstehen, daß
alle Variablen in vergleichbaren Einheiten gemessen werden:
Man transformiert jede Beobachtung so, daß sie einen Mittelwert von Null und eine Streuung von Eins erhält.[1]

Wrights Gedanke war nun, daß sich strukturelle oder kausale
Beziehungen zwischen mehreren Variablen in den Korrelationen widerspiegeln müssen. Er gab Regeln an, nach welchen
die Pfadkoeffizienten und die Korrelationen, die durch ein
System von sequentiellen Beziehungen impliziert werden,
berechnet werden können. Weiterhin schlug er vor, die Abweichungen zwischen beobachteten und implizierten Korrelationen dazu zu verwenden, die Plausibilität der postu-
lierten Beziehungen zu beurteilen. Zwei unterschiedliche
Dinge sind somit mit der Pfadkoeffizientenanalyse beab-
sichtigt. Es sollen einerseits die Beziehungen der

einzelnen Variablen zueinander quantifiziert werden, indem
man die Pfadkoeffizienten errechnet; andererseits soll
anhand von implizierten Korrelationen beurteilt werden,
ob die behaupteten Relationen mit den Beobachtungen
vereinbar sind. Die erste Aufgabe deckt sich mit einer
der Aufgaben einer Regressionsanalyse, die zweite geht
über die Aufgaben einer Regressionsanalyse hinaus.

Nun ist bis heute nicht genau geklärt[*] unter welchen Bedingungen die von S. Wright angegebenen Regeln eindeutig
angewandt werden können. Das ist der größte Nachteil der
Pfadkoeffizientenanalyse. Daß die Regeln sinnvolle Ergebnisse bringen können, zeigt jedoch das folgende Beispiel:
In diesem Beispiel (wie für alle Modelle der Gruppe II)
sind die implizierten Korrelationen, die man mittels einer
Pfadkoeffizientenanalyse errechnet, identisch mit den
implizierten Korrelationen, die sich für ein zugehöriges
Kovarianzselektionsmodell ergeben.

Bei den oszillographischen Daten (Kapitel 3.3.2.2) interes-
sierte, ob die Zusammenhänge zwischen Pulswellenlaufzeit
(1), Gipfelzeit (2) und Abfallzeit (3) bereits reprodu-
zierbar sind. wenn die entsprechenden Messungen am Unterarm (4,5,6) vorliegen. Diese Frage läßt sich in einem Pfaddiagramm so darstellen, daß direkte Pfade von den Variablen
4,5,6 zu jeder der Variablen 1,2 und 3 führen, daß aber
die Variablen 1,2 und 3 nicht direkt miteinander verbunden
sind. Abbildung 31 zeigt das Pfaddiagramm zusammen mit
den geschätzten Pfadkoeffizienten.

[*]Relativ allgemeine Bedingungen wurden jüngst zusammenge-
stellt (N. Wermuth, 1978)

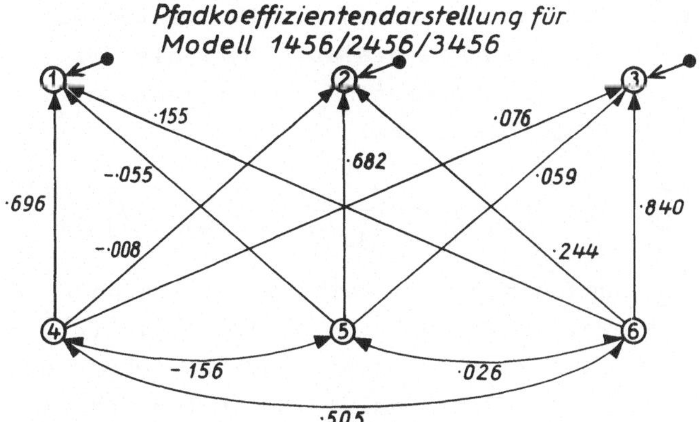

<u>Abb. 31:</u> Oszillographische Daten

Die Pfade mit nur einer Pfeilspitze kennzeichnen die di-
rekten Pfade, deren Pfadkoeffizienten zu schätzen sind.
Die Pfade mit zwei Pfeilspitzen repräsentieren ebenfalls
direkte Pfade, deren Koeffizienten aber die beobachteten
Korrelationen sind. Durch dieses System von Pfaden werden
drei Korrelationen impliziert, die der Variablenpaare (1,2),
(1,3) und (2,3). Wir zeigen nunmehr ausführlich, wie diese
implizierten Korrelationen (r^*_{12}, r^*_{13}, r^*_{23}) und die Pfadkoeffizienten zu berechnen sind.

Die Gleichungen, die den in eine Richtung weisenden
Pfaden entsprechen, schreiben wir als

$$\underset{\sim}{V}_1 = p_{14}\underset{\sim}{V}_4 + p_{15}\underset{\sim}{V}_5 + p_{16}\underset{\sim}{V}_6 + \underset{\sim}{U}_1$$

$$(27)\quad \underset{\sim}{V}_2 = p_{24}\underset{\sim}{V}_4 + p_{25}\underset{\sim}{V}_5 + p_{26}\underset{\sim}{V}_6 + \underset{\sim}{U}_2$$

$$\underset{\sim}{V}_3 = p_{34}\underset{\sim}{V}_4 + p_{35}\underset{\sim}{V}_5 + p_{36}\underset{\sim}{V}_6 + \underset{\sim}{U}_3$$

$\underset{\sim}{U}_1$ kennzeichnet in diesem System zum Beispiel die Zufallsschwankungen, die nur mit $\underset{\sim}{V}_1$ korrelieren; p_{14} etwa, bezeichnet den Pfadkoeffizienten der von der Variablen $\underset{\sim}{V}_4$ nach $\underset{\sim}{V}_1$

führt. Jedes $\underset{\sim}{V}_i$ ist ein nx1-dimensionaler Vektor mit
Beobachtungen für die standardisierte Variable. Mit dieser
Symbolik läßt sich ein Korrelationskoeffizient, r_{ij}, als
Vektorenprodukt $\underset{\sim}{V}_i^T \underset{\sim}{V}_j$ schreiben:

$$(28) \qquad r_{ij} = \sum_1 (n-1) \frac{(x_{il}-x_i)}{s_{ii}^{1/2}} \frac{(x_{jl}-x_j)}{s_{jj}^{1/2}} = \underset{\sim}{V}_i^T \underset{\sim}{V}_j = \underset{\sim}{V}_j^T \underset{\sim}{V}_i$$

Die Schätzgleichungen nach der Methode der kleinsten Qua-
drate erhält man, indem man jede Gleichung in (27) mit
$\underset{\sim}{V}_4^T, \underset{\sim}{V}_5^T$ und $\underset{\sim}{V}_6^T$ multipliziert. Dieser Regel folgend ergeben
sich die aus der Regressionsanalyse bekannten Normalgleichungen,
so etwa für p_{14}, p_{15}, p_{16}:

$$r_{14} = \hat{p}_{14} \qquad + \quad \hat{p}_{15}r_{45} + \hat{p}_{16}r_{46}$$

$$(29) \qquad r_{15} = \hat{p}_{14}r_{45} \quad + \quad \hat{p}_{15} \qquad + \hat{p}_{16}r_{56}$$

$$r_{16} = \hat{p}_{14} \qquad + \quad \hat{p}_{15}r_{56} + \hat{p}_{16}$$

Die Darstellung kann durch Matrixschreibweise vereinfacht
werden. Zu diesem Zweck teilen wir die beobachtete Korrelationsmatrix, $\underset{\sim}{R}$, folgendermaßen auf:

$$(30) \qquad \underset{\sim}{R} = \left[\begin{array}{ccc|c} 1 & r_{12} & r_{13} & R_{1k} \\ & 1 & r_{23} & R_{2k} \\ & & 1 & R_{3k} \\ \hline & & & R_{kk} \end{array}\right] \begin{matrix} \left.\vphantom{\begin{matrix}a\\a\\a\end{matrix}}\right\} 3 \\ \left.\vphantom{a}\right\} 3 \end{matrix}$$

und schreiben die Pfadkoeffizienten als

$$(31) \qquad \begin{aligned} \underset{\sim}{\hat{P}}_{1k} &= \hat{p}_{14} \quad \hat{p}_{15} \quad \hat{p}_{16} \\ \underset{\sim}{\hat{P}}_{2k} &= \hat{p}_{24} \quad \hat{p}_{25} \quad \hat{p}_{26} \\ \underset{\sim}{\hat{P}}_{3k} &= \hat{p}_{34} \quad \hat{p}_{35} \quad \hat{p}_{36} \quad . \end{aligned}$$

Damit lassen sich die Normalgleichungen und die daraus geschätzten Pfadkoeffizienten folgendermaßen schreiben:

$$\begin{array}{ll}
\underset{\sim}{R}_{1k} = \hat{\underset{\sim}{P}}_{1k}\,\underset{\sim}{R}_{kk} & \hat{\underset{\sim}{P}}_{1k} = \underset{\sim}{R}_{1k}\,\underset{\sim}{R}_{kk}{}^{-1} \\[2mm]
\underset{\sim}{R}_{2k} = \hat{\underset{\sim}{P}}_{2k}\,\underset{\sim}{R}_{kk} & \hat{\underset{\sim}{P}}_{2k} = \underset{\sim}{R}_{2k}\,\underset{\sim}{R}_{kk}{}^{-1} \\[2mm]
\underset{\sim}{R}_{3k} = \hat{\underset{\sim}{P}}_{3k}\,\underset{\sim}{R}_{kk} & \hat{\underset{\sim}{P}}_{3k} = \underset{\sim}{R}_{3k}\,\underset{\sim}{R}_{kk}{}^{-1}
\end{array} \tag{32}$$

Nunmehr ist es einfach zu zeigen, daß die implizierten
Korrelationen die folgenden Werte annehmen:

$$\begin{aligned}
r^*_{12} &= \underset{\sim}{R}_{1k}\,\underset{\sim}{R}_{kk}{}^{-1}\,\underset{\sim}{R}_{2k} \\[2mm]
r^*_{13} &= \underset{\sim}{R}_{1k}\,\underset{\sim}{R}_{kk}{}^{-1}\,\underset{\sim}{R}_{3k} \\[2mm]
r^*_{23} &= \underset{\sim}{R}_{2k}\,\underset{\sim}{R}_{kk}{}^{-1}\,\underset{\sim}{R}_{3k}\,.
\end{aligned} \tag{33}$$

So ergibt sich r^*_{12} etwa aus der Multiplikation der ersten
Gleichung in (27) mit $\underset{\sim}{V}_2^T$, oder aus der Multiplikation der
zweiten Gleichung mit $\underset{\sim}{V}_1^T$:

$$\begin{aligned}
(\underset{\sim}{V}_2^T\,\underset{\sim}{V}_1)^* &= P_{14}\,\underset{\sim}{V}_2^T\,\underset{\sim}{V}_4 + P_{15}\,\underset{\sim}{V}_2^T\,\underset{\sim}{V}_5 + P_{16}\,\underset{\sim}{V}_2^T\,\underset{\sim}{V}_6 \\[2mm]
&= P_{14}\,r_{24} + P_{15}\,r_{25} + P_{16}\,r_{26} \\[2mm]
&= \underset{\sim}{P}_{1k}\,\underset{\sim}{R}_{2k}
\end{aligned}$$

und durch das Schätzen von $\underset{\sim}{P}_{1k}$ als $\hat{\underset{\sim}{P}}_{1k}$. Es läßt sich nun
anhand der Zahlen in den Abbildungen 31 und 28 leicht über-
prüfen, daß die so implizierten Korrelationen in unserem
Beispiel mit denjenigen, die sich im Rahmen der Kovarianzselektion ergeben, übereinstimmen. Daß dies allgemein
für Hypothesen der Gruppe II gilt, folgt aus Formeln, die
an anderer Stelle (Wermuth 1975) angegeben wurden.

Zusammenfassend läßt sich feststellen, daß die implizierten
Korrelationen, wie sie sich aus Pfadkoeffizienten und für
bestimmte Kovarianzselektionsmodelle errechnen, übereinstimmen können. Im Rahmen der Pfadkoeffizientenanalyse

gibt es jedoch keinen objektiven Maßstab dafür, welches eine große Abweichung zwischen beobachteten und implizierten Korrelationen darstellt. Für Kovarianzselektionsmodelle dagegen erlaubt der Likelihoodquotiententest eine solche objektive Prüfung.

4. ZUSAMMENFASSUNG

Die vielfältigen Anwendungsmöglichkeiten multivariater statistischer Theorien für die Analyse medizinischer Daten
wurden bisher selten beschrieben. In dieser Arbeit wurden
daher zwei neuere Theorien herausgegriffen, und zwar diejenige der logarithmisch-linearen Modelle für multino-
mial-verteilte Größen und diejenige der Kovarianzselektion für normalverteilte Merkmale. Gemeinsam ist diesen
beiden Theorien, daß sie dazu dienen, relativ einfache
Zusammenhangsstrukturen für mehrere Variable zu beschreiben, die sogenannten multiplikativen oder auflösbaren
Modelle.

Das Verständnis für die Beziehungen zwischen mehreren
Größen wird erleichtert, wenn sich die Interrelationen
als eine einfache Zusammenhangsstruktur darstellen lassen.
Das Suchen nach einfachen Zusammenhangsstrukturen ist für
das Verstehen ebenso wichtig wie die Bestätigung oder Wider-
legung einer bestimmten Hypothese über Zusammenhänge. Eine
solche Suche entspricht nur einem der Hypothesenprüfung
vorgelagerten Stadium der Forschung. In beiden Stadien
können die mathematisch-statistischen Theorien nutzbringend
angewandt werden. Zur Betonung der unterschiedlichen
Situationen sprachen wir entweder von datengesteuerten
(exploratory) oder von hypothesengesteuerten (confirma-
tive) Analysen.

Für diese Arbeit wurden Modellsuchverfahren für logarithmisch-lineare Modelle und für Kovarianzselektions-Modelle
formuliert und programmiert. An verschiedenen Beispielen
wurde veranschaulicht, wie die Verfahren anzuwenden sind
und wie sich die Ergebnisse interpretieren lassen. Für
die hypothesengesteuerten Analysen wurde einerseits ein
Ansatz zur Systematik der möglichen Hypothesen gegeben,
der es erleichtert, sachliche Fragestellungen in statistisch überprüfbare zu übersetzen; andererseits wurde eine
Hypothesengruppe wegen ihrer Wichtigkeit gesondert dargestellt, nämlich diejenige zum Erkennen und Ausschalten
der Wirkung von Störfaktoren. In beiden Fällen wurden Analysen anhand verschiedener Datenmengen durchgeführt.

Die Breite der möglichen Anwendungen der Theorie der logarithmisch-linearen Modelle und der Theorie der Kovarianzauswahl wurde durch eine Diskussion möglicher Alternativverfahren in den einzelnen Situationen angedeutet. Schwer-
punktartig beschrieben wir kurz Paarbildung, Standardi-
sieren, Faktorenanalyse, Regressions- und Logitanalyse,
sowie die Pfadkoeffizientenanalyse.

Wir vermuten, daß die in dieser Arbeit beschriebenen einfachen Zusammenhangsstrukturen, die multiplikativen Modelle, in einigen Jahren das für mehrdimensionale Daten sein
werden, was heute der Mittelwert für eine einfache, eindimensionale Beobachtungsreihe ist: der Mittelwert wird
bei fast allen Datenbeschreibungen als erstes berechnet,
er erfaßt gewöhnlich einen wesentlichen Aspekt einer Beobachtungsreihe und erleichtert das Verständnis - zusammen mit anderen Kennwerten- für ein an sich unübersicht-
liches Material.

5. Datenanhang

Die folgenden vier Tabellen enthalten die Originaldaten
für die Analysen, die in Kap. 3.1. beschrieben wurden.
Die Gesamtfallzahlen unterscheiden sich, weil bei einigen Fällen die gewünschten Beobachtungen nicht vorhanden sind: Angaben über Glukosurie im dritten Trimenon
etwa, können nicht vorliegen, wenn die Schwangerschaft
mit Abort endete. Zur Prüfung von Kliniksheterogenitäten
wurden nur neun der insgesamt 21 Kliniken herangezogen,
diejenigen mit relativ großen Fallzahlen. Bei der
Prüfung der Anamnesefaktoren dagegen (bei den Daten in
den letzten beiden Tabellen) gehen alle vorhandenen
Beobachtungen ein.

Daten zu Abb. **7**, 8 und 9

Klinik:	Bamberg		Berlin-Moabit		Berlin-Charlott.		Düsseldorf		Gießen		Hamb.-Finkenau		Hannover		Tübingen		Kiel	
Gluko-surie	Zahl der beobachteten Fälle																	
	(1)*	(2)	(1)	(2)	(1)	(2)	(1)	(2)	(1)	(·2)	(1)	(2)	(1)	(2)	(1)	(2)	(1)	(2)
keine	31	206	28	186	136	479	42	339	46	301	28	211	82	277	159	710	53	230
1. Trim.	0	2	0	3	6	23	1	20	0	4	1	10	0	1	2	17	1	8
2. Trim.	0	6	2	9	36	102	1	11	3	11	2	10	0	0	13	51	3	11
3. Trim.	2	8	1	12	30	93	2	6	0	6	2	9	2	7	5	18	2	15
Zahl der erwarteten Fälle bei gleichartiger Assoziation in den Teiltafeln																		
keine	30,43	206	27,19	186	139,27	479	43,03	339	45,59	301	29,11	211	81,58	277	158,57	710	51,28	230
1. Trim.	0,18	2	0,26	3	4,28	23	1,46	20	0,36	4	0,82	10	0,19	1	2,35	17	1,10	8
2. Trim.	1,09	6	1,62	9	35,15	102	1,69	11	2,05	11	1,70	10	0,00	0	13,74	51	2,96	11
3. Trim.	1,30	8	1,93	12	29,30	93	0,82	6	1,00	6	1,37	9	2,23	7	4,39	18	3,65	15
Zahl der erwarteten Fälle bei Unabhängigkeit in den Teiltafeln																		
keine	30,62	206	27,46	186	142,94	479	41,47	339	45,80	301	29,01	211	81,64	277	159,66	710	51,40	230
1. Trim.	0,30	1	0,44	3	6,86	23	2,45	20	0,61	4	1,38	10	0,29	1	3,82	17	1,79	8
2. Trim.	0,89	6	1,33	9	30,44	102	1,33	11	1,61	11	1,38	10	0,00	0	11,47	51	2,46	11
3. Trim.	1,19	8	1,77	12	27,75	93	0,73	6	0,91	6	1,24	9	2,06	7	4,05	18	3,35	15
zusammen	33	222	31	210	208	697	46	376	49	322	33	240	84	285	179	796	59	264

*Ausgliederung der Kinder mit Auffälligkeiten (Spalte (1)) aus der Gesamtzahl der Fälle (Spalte (2))

Daten zu Abb. 10, 11, 12

Klinik:	Bamberg		Berlin-Moabit		Berlin-Charlott.		Düsseldorf		Gießen		Hamburg-Finkenau		Hannover		Tübingen		Kiel	
Dauer in Tagen	(1)*	(2)	(1)	(2)	(1)	(2)	(1)	(2)	(1)	(2)	(1)	(2)	(1)	(2)	(1)	(2)	(1)	(2)
Zahl der beobachteten Fälle																		
$\leq$ 250	8	19	6	10	16	49	17	46	6	19	7	20	2	10	26	57	12	16
251-260	1	12	0	6	0	40	0	43	3	22	1	15	2	15	1	34	1	10
261-270	0	26	1	38	0	99	0	56	0	40	2	37	1	43	1	93	1	30
> 270	1	206	1	221	3	668	1	294	1	281	1	225	0	283	5	811	4	223
Zahl der erwarteten Fälle bei gleichartiger Assoziation in den Teiltafeln																		
$\leq$ 250	8,08	19	5,25	10	15,09	49	15,17	46	7,44	19	8,64	20	3,26	10	25,56	57	11,51	16
251-260	0,58	12	0,42	6	1,18	40	1,40	43	0,93	22	0,74	15	0,48	15	1,79	34	1,49	10
261-270	0,32	26	0,70	38	0,74	99	0,46	56	0,43	40	0,47	37	0,35	43	1,27	93	1,25	30
> 270	1,02	206	1,63	221	1,99	668	0,97	294	1,21	281	1,14	225	0,91	283	4,39	811	3,76	223
Zahl der erwarteten Fälle bei Unabhängigkeit in den Teiltafeln																		
$\leq$ 250	0,72	19	0,29	10	1,09	49	1,89	46	0,52	19	0,74	20	0,14	10	1,89	57	1,03	16
251-260	0,46	12	0,17	6	0,89	40	1,76	43	0,61	22	0,56	15	0,21	15	1,13	34	0,65	10
261-270	0,99	26	1,11	38	2,20	99	2,30	56	1,10	40	1,37	37	0,61	43	3,08	93	1,94	30
> 270	7,83	206	6,43	221	14,83	668	12,05	294	7,76	281	8,33	225	4,03	283	26,90	811	14,39	223
zusammen	10	263	8	275	19	856	18	439	10	362	11	297	5	351	33	995	18	279

* Ausgliederung der Totgeburten (Spalte (1)) aus der Gesamtzahl der Geburten (Spalte (2))

Daten zu Abb. 13, 14

Zahl früherer Kinder	Ehe-dauer	Beschwerden	keine. früheren Aborte				frühere Aborte			
			·(1)	(2)	(3)	(4)	(1)	(2)	(3)	(4)
0	< 2	nein	447	435,91	436,26	511	126	124,09	124,15	136
		ja	271	282,09	284,74	330	73	74,91	74,85	82
	2-4	nein	202	203,06	203,14	216	132	134,70	134,74	142
		ja	177	175,94	175,86	187	128	125,30	125,26	132
	>4	nein	93	93,89	93,92	99	79	77,96	77,97	79
		ja	92	91,11	91,08	96	72	73,04	73,03	74
1	< 2	nein	99	103,79	104,03	204	30	30,22	30,26	42
		ja	55	50,21	49,97	98	19	18,78	18,74	26
	2-4	nein	338	342,44	342,79	435	105	117,54	117,65	145
		ja	175	170,56	170,21	216	80	67,46	67,35	83
	>4	nein	169	173,97	174,18	216	170	164,53	164,64	186
		ja	135	130,03	129,82	161	92	97,47	97,36	110
≥2	< 2	nein	12	13,80	13,83	27	8	5,87	5,88	10
		ja	9	7,20	7,17	14	2	4,13	4,12	7
	2-4	nein	49	47,84	47,96	111	19	17,45	17,50	35
		ja	21	22,16	22,04	51	12	13,55	13,50	27
	>4	nein	122	116,31	116,66	272	83	79,64	79,86	174
		ja	62	67,69	67,34	157	40	43,36	43,14	94

Ausgliederung der beobachteten Fallzahlen von erwünschter Schwangerschaft (1); der bei
gleichartiger Assoziation in den Teiltafeln erwarteten Fallzahlen (2) und der bei Unabhängigkeit in den Teiltafeln erwarteten Fallzahlen (3) aus der Gesamtzahl (4) der beobachteten Fälle.

Daten zu Abb. 15, 16

Zahl früherer Kinder	Ehe-dauer	Beschwerden	keine früheren Aborte				frühere Aborte			
			(1)	(2)	(3)	(4)	(1)	(2)	(3)	(4)
0	< 2	nein	150	155,24	164,90	531	45	47,80	50,41	138
		ja	118	112,76	103,10	332	35	32,20	29,59	81
	2 - 4	nein	79	73,86	78,95	219	50	57,72	56,32	138
		ja	67	72,14	67,05	186	61	58,28	54,68	134
	> 4	nein	32	29,97	32,31	100	21	21,52	23,29	79
		ja	31	33,03	30,69	95	25	24,48	22,71	77
1	< 2	nein	71	71,16	74,54	212	17	15,12	15,97	43
		ja	38	37,84	34,46	98	9	10,88	10,03	27
	2 - 4	nein	185	186,02	194,14	453	66	62,14	65,05	152
		ja	106	104,98	96,86	226	35	38,86	35,95	84
	> 4	nein	90	94,66	99,81	225	64	66,36	67,97	191
		ja	83	78,34	73,19	165	47	44,64	41,03	112
≥ 2	< 2	nein	11	10,42	10,96	29	4	3,96	4,20	12
		ja	6	6,58	6,04	16	3	3,04	2,80	8
	2 - 4	nein	63	60,34	62,40	120	18	16,88	17,78	39
		ja	28	30,66	28,60	55	13	14,12	13,22	29
	> 4	nein	114	114,78	120,46	291	83	80,04	83,44	182
		ja	76	75,22	69,54	168	44	46,96	43,56	95

Ausgliederung der beobachteten Fallzahlen mit früher praktizierter Konzeptionsverhütung (·); der bei gleichartiger Assoziation in den Teiltafeln erwarteten Fallzahlen (2) und der bei Unabhängigkeit in den Teiltafeln erwarteten Fallzahlen (3) aus der Gesamtzahl (4) der beobachteten Fälle.

LITERATURVERZEICHNIS

Anderson, T.W.: An introduction to multivariate statistical
          analysis
          Wiley, New York (1958)

Anderson, T.W., Rubin, H.: Statistical inference in factor
          analysis
          Third Berkeley Symposium on Math. and Statist.
          Probability 5 (1956)

Armitage, P.: The chi-square test for heterogeneity of
          proportions after adjustment for stratification
          J. Roy. Statist. Soc. B 28, 150-163 (1966)

Bartlett, M.S.: Contingency table interaction
          J. Roy. Statist. Soc. Suppl. 2, 248-252 (1935)

Birch, M.W.: Maximum likelihood in three-way contingency
          tables
          J. Roy. Statist. Soc. B 25, 220-233 (1963)

Bishop, Y.M.M.: Multidimensional contingency tables, cell
          estimates
          Ph.D. thesis, Department of Statistics, Harvard
          University, Cambridge (1967)

Bishop, Y.M.M.: Full contingency tables, logits, and split
          contingency tables
          Biometrics 25, 383-400 (1969)

Bishop, Y.M.M.: Effects of collapsing multidimensional
          contingency tables
          Biometrics 27, 545-562 (1971)

Bishop, Y.M.M., Fienberg, S.E., Holland, P.W.:
          Discrete multivariate analysis. Theory and practice
          M.I.T. Press, Cambridge (1975)

Bishop, Y.M.M., Mosteller, F.: Smoothed contingency table
          analysis
          The National Halothane Study, Eds. J.P. Bunkers et al.
          Natl. Inst. of Health, Bethesda 237-286 (1969)

Bross, D.J.: The role of the statistician scientist or
          shoe clerk?
          American Statistician, 126-127 (1974)

Catell, R.B.: Factor analysis: an introduction to essentials. I.
          The purpose and underlying models
          Biometrics 21, 190-215 (1965)

Catell, R.B.: Factor analysis: an introduction to essentials. II.
        The role of factor analysis in research
        Biometrics 21, 405-435 (1965)

Cochran, W.G.: The comparison of percentages in matched samples
        Biometrika 37, 256-266 (1950)

Cochran, W.G.: Some methods for strengthening the common
        chi-square tests
        Biometrics 10, 417-451 (1954)

Cochran, W.G., Cox, G.M.: Experimental Designs
        Wiley, New York (1957)

Cochran, W.G.: The planning of observational studies of
        human populations
        J. Roy. Statist. Soc. A 128, 234-265 (1965)

Cochran, W.G.: The effectiveness of adjustment by sub-
        classification in removing bias in observational
        studies
        Biometrics 24, 295-313 (1968)

Coppen, A.: The Mark-Nyman temperament scale: an English
        translation
        Brit. J. med. Psychol. 33, 55-59 (1966)

Darroch, J.N.: Interactions in multi-factor contingency tables
        J. Roy. Statist. Soc B 24, 251-263 (1974)

Darroch, J.N.: Multiplicative and additive interaction
        in contingency tables
        Biometrika 61, 207-214 (1974)

Darroch, J.N.: No-interaction in contingency tables
        Invited paper, Proceedings of the 9'th Int.
        Biometric Conference, Vol.I, Boston, 264-278 (1977)

Deming, W.E., Stephan, F.F.: On a least squares adjust-
        ment of a sampled frequency table when the
        expected marginal totals are known
        Ann. Math. Statist. 11, 427-444 (1940)

Dempster, A.P.: Elements of continuous multivariate analysis
        Addison-Wesley, Reading (1969)

Dempster, A.P.: An overview of multivariate data analysis
        Multivar. Anal. 1, 316-347 (1971)

Dempster, A.P.: Covariance selection
        Biometrics 28, 157-175 (1972)

Dempster, A.P., Schatzoff, M., Wermuth, N.: A simulation
        study of alternatives to least squares
        J. Am. Statist. Assoc. 72, 77-105 (1977)

Draper, N., Smith, H.: Applied Regression Analysis
        Wiley, New York (1966)

Duncan, O.D.: Path analysis: sociological examples
        Am. J. Sociol. 72, 1-16 (1966)

Dyke, G.V., Patterson, H.D.: Analysis of factorial
        arrangements when the data are proportions
        Biometrics 8, 1-12 (1952)

Eysenck, H.J.: The structure of human personality
        Methuen, New York (1960)

Fahrenberg, J., Selg, H.: Das Freiburger Persönlichkeitsinventar
        Hogrefe, Göttingen (1970)

Fienberg, S.E.: An iterative procedure for estimation in
        contingency tables
        Ann. Math. Statist. 41, 907-917 (1970)

Fisher, R.A.: Contributions to mathematical statistics
        Wiley, New York (1950)

Fisher, R.A.: Statistical methods for research workers
        Oliver and Boyd, Edinburg, London (1958)

Fleiss, J.: Statistical methods for rates and proportions
        Wiley, New York (1973)

Foltin, E.: Korrelationen angiologischer Variabler
        Vortrag gehalten auf der 19. Jahrestagung der
        G.M.D.S., Mainz (1974)

Goldberger, A.S.: Econometric theory
        Wiley, New York (1964)

Goodman, L.A.: The multivariate analysis of qualitative
        data: interactions among multiple classifications
        J. Amer. Statist. Assoc. 65, 226-256 (1970)

Goodman, L.A.: The analysis of multidimensional contingency
        tables - stepwise procedures and direct estimation
        methods for building models for multiple classi-
        fications
        Technometrics 13, 33-61 (1971)

Goodman, L.A.: Guided and unguided methods for the selection
        of models for a set of T multidimensional contin-
        gency tables
        J. Amer. Statist. Assoc. 68, 165-175 (1973)

Goodman, L.A.: The analysis of multi-dimensional contingency
        tables when some variables are posterior to
        others: a modified path analysis approach
        Biometrika 60, 179-192 (1973)

Grizzle, J.E.: Multivariate logit analysis
        Biometrics 27, 1057-1062 (1971)

Grizzle, J.E., Starmer, C.F., Koch, G.G.: Analysis of
        categorical data by linear models
        Biometrics 25, 489-504 (1969)

Haberman, S.J.: Log-linear fit for contingency tables
        J. Roy. Statist. Soc C Appl. Statist. 21, 218-
        225 (1974)

Haberman, S.J.: The analysis of frequency data
        Univ. of Chicago Press., Chicago (1974)

Hauck, W.: A bibliography on causal inference
        Research Report CP-1, Department of Statistics,
        Harvard University, Cambridge (1970)

Hotelling, H.: Analysis of a complex of statistical variables
        into principal components
        J. Educ. Psychol. 24, 417-441, 498-520 (1933)

Immich, H.: Assoziationen zwischen Reserpin-Medikation
        und Brustkrebs?
        Deutsches Ärzteblatt 42, 2997-2999 (1974)

Jesdinsky, H.: Beurteilung von drei Veröffentlichungen zum
        Thema "Zusammenhang zwischen Reserpineinnahme
        und Brustkrebs"
        (vorgetragen in der Sitzung im Bundesgesundheitsamt,
        Berlin, 1.10.1974)

Jick, H., Slone, D., Shapiro, S., Heinonen, O.P., Hartz, S.C.
        Reserpine and Breast Cancer
        The Lancet, 7881, 669-674 (1974)

Kendall, M.G., Stuart, A.
        The advanced theory of statistics. Vol 2
        Griffin, London (1961)

Killion, R.A., Zahn, D.A.: A bibliography of contingency
        table literature: 1900 to 1973
        Int. Statist. Review 44, 71-112 (1976)

Koller, S.: Typisierung korrelativer Zusammenhänge
        Metrika 6, 65-75 (1963)

Koller, S.: Systematik der statistischen Schlußfehler
        Meth. Inform. Med. 3, 113-117 (1964)

Koller, S.: Mögliche Aussagen bei Fragen der statistischen
        Ursachenforschung
        Metrika 17, 30-42 (1971)

Koller, S. et al.: Schwangerschaftsverlauf und Kindes-
        entwicklung
        Unveröffentlichter Zwischenbericht. Inst.f.
        Med. Stat. u. Dok., Mainz (1974)

Ku, H.H., Varner, R., Kullback, S.: On the analysis of
        multidimensional contingency tables
        J. Amer. Statist. Assoc. 66, 55-64 (1971)

Lancaster, H.O.: The chi-squared distribution
        Wiley, New York (1969)

Lehmann, E.L.: Testing statistical hypothesis
        Wiley, New York (1959)

Leiber, B., Olbrich, G., Scheibe, G.: Die klinischen
        Syndrome
        Urban-Schwarzenbeck, München (1972)

Lienert, G.A.: Die Konfigurationsfrequenzanalyse I
        Z. klin. Psych. Psychother. 19, 99-115 (1971)

Mantel, N., Haenszel, W.: Statistical aspects of the
        analysis of data from retrospective studies
        of disease
        J. Natl. Cancer Inst. 22, 719-748 (1959)

Netter, P.: Funktionelle Beschwerden in der Schwangerschaft
        als Suchfaktoren für psychische Verhaltensmuster
        und klinische Befunde
        Habilitationsschrift, Universität Mainz (1975)

Netter, P., Wermuth, N.: Psychosomatic complaints as related
        to desire of pregnancy, contraceptive practice
        and frequency of intercourse
        The Family 4'th Int. Congr. of Psychosomatic
        Obstetrics and Gynecology, Tel Aviv 1974,
        Hrsg. Herman Hirsch, Karger, Basel, 189-196 (1975)

Neyman, J., Pearson, E.S.: On the use and interpretation
        of certain test criteria for purposes of
        statistical inference
        Biometrika 20 A 175-240, 263-294 (1928)

Pawlik, K.: Dimensionen des Verhaltens
        Huber, Bern (1968)

Plackett, R.L.: The analysis of categorial data
        Griffin, London (1974)

Rao, C.R.: Sir Ronald Aylmer Fisher - the architect of
        multivariate analysis
        Biometrics 20, 286-300 (1964)

Rao, C.R.: Linear statistical inference and its applications
        Wiley, New York (1965)

Rao, C.R.: Recent trends of research work in multivariate
        analysis
        Biometrics 28, 2-22 (1972)

Roy, S.N., Kastenbaum, M.A.: On the hypothesis of
        'no interaction' in a multi-way contingency table
        Ann. Math. Statist. 27, 749-757 (1956)

Rubin, D.B.: Matching to remove bias in observational studies
        Biometrics 29, 159-184 (1973)

Schicketanz, K.-H.: Korrelationsunterschiede in verschiedenen
        Personengruppen
        Vortrag gehalten auf der 19. Jahrestagung der
        G.M.D.S. Mainz (1974)

Schwentker, O.: Probability distribution package
        Vervielfältigte Benutzungsanweisung, Inst. f.
        Med. Statist. u. Dok., Mainz (1970)

Snedecor, G.W., Cochran, W.G.: Statistical methods
        Iowa State University Press., Ames (1967)

Tukey, J.W.: Exploratory data analysis (limited preliminary
        edition)
        Addison-Wesley, Reading (1970)

Überla, K.: Faktorenanalyse in der Medizin. Beiträge zur
        Methodik und Probleme der Anwendung
        Habilitationsschrift, Medizinische Fakultät,
        Mainz (1967)

Überla, K.: Faktorenanalyse
        Springer, Heidelberg (1968)

Victor, N.: Zur Klassifizierung mehrdimensionaler Kontingenz-
        tafeln
        Biometrics 28, 427-431 (1972)

Weber, E.: Einführung in die Faktorenanalyse
        Fischer, Stuttgart (1974)

Wermuth, N.: Beobachtungen zur Ridge-Regression
        Jb. Natl. Ökon. Statist. 189, 300-307 (1975a)

Wermuth, N.: Testing the differences between observed
        and implied correlations in some path analysis
        models
        Bull. Int. Stat. Inst., 45, Book 4, 446-449 (1975b)

Wermuth, N.: Analogies between multiplicative models in
        contingency tables and covariance selection
        Biometrics 32, 95-108 (1976a)

Wermuth, N.: Model search among multiplicative models
        Biometrics 32, 253-263 (1976b)

Wermuth, N.: Anmerkungen zur Konfigurationsfrequenzanalyse
        Z. klin. Psych. Psychother. 24, 5-21 (1976c)

Wermuth, N.: Das Zusammenwirken einiger Risikofaktoren in
        der Schwangerschaft
        Meth. Inf. Med.,15, 251-259 (1976d)

Wermuth, N.: Exploratory analyses of multidimensional con-
        tingency tables
        Invited paper, Proceedings of the 9'th Int.
        Biometric conference, Vol.I, Boston, 279-295 (1976e)

Wermuth, N.: Linear recursive equations, covariance selec-
        tion and path analysis
        Manuskript, zur Veröffentlichung eingereicht an
        J. Am. Statist. Assoc. (1978)

Wermuth, N., Hodapp, V., Weyer, G.: Die Methode der Kovari-
        anzselektion als Alternative zur Faktorenanalyse,
        untersucht an Persönlichkeitsmerkmalen
        Z. Exp. Angew. Psych. 23, 320-338 (1976)

Wermuth, N., Koller, S.: Systematik multivariater Korrela-
        tionsmuster, angewandt auf die Symptomenkorrela-
        tion von Krankheiten
        Vortrag gehalten auf der 19. Jahrestagung der
        G.M.D.S., Mainz 1974, veröffentlicht in: Klinisch-
        Statistische Forschung, Schattauer, Stuttgart, 111-
        120 (1976)

Wermuth, N., Scheidt, E.: Fitting a covariance selection
        model to a matrix, Algorithm AS 105
        J. Roy. Statist. Soc C, Applied Statist,26, 88-
        97, (1977)

Wermuth, N., Wehner, T., Gönner, H.: Finding condensed
        descriptions for multidimensional data
        Computer Programs in Biomedicine 6, 23-38 (1976)

Wermuth, N., Wehner, T., Gönner, H., Schneidewind, G.:
        Ein Programm zum Erstellen, Verändern und Konden-
        sieren von mehrdimensionalen Kontingenztafeln
        Unveröffentlichtes Manuskript (1978)

Wermuth, N., Yun, B.K., Gönner, H.: Hintergrund-Faktoren
        bei qualitativen Variablen - ein Computerprogramm
        EDV in Medizin und Biologie,7, 104-110 (1976)

Wilks, S.S.: The large-sample distribution of the likelihood
        ratio for testing composite hypotheses
        Ann. Math. Stat. 9, 60-62 (1938)

Wilks, S.S.: Mathematical Statistics
        Wiley, New York (1962)

Wright, S.: The theory of path coefficients: a reply to
        Niles' criticism
        Genetics 8, 239-255 (1923)

Wright, S.: The method of path coefficients
        Ann. Math. Stat. 5, 161-215 (1934)

Yule, G.U.: Why do we sometimes get nonsense-correlations
        between time-series? A study in sampling and
        the nature of time-series
        J. Roy. Statist. Soc. 89, 1-16 (1926)

Methoden der Informatik in der Medizin

Bericht der 3. hannoverschen Tagung über Medizinische
Informatik vom 28.-30. März 1974.
Herausgegeben von P. L. Reichertz und G. Holthoff
124 Abb. 7 Tab. IX, 234 Seiten. 1975. DM 55,-; US $ 22,60
ISBN 3-540-07201-2

Tagungsbericht der Arbeitstagung 1974, der Arbeitsgruppe
für Medizinische Informatik der Deutschen Gesellschaft
für Medizinische Dokumentation und Statistik. Übersichts-
und Einzelreferate aus allen Anwendungsbereichen der
Medizinischen Informatik, gegliedert nach den Arbeits-
schwerpunkten der Sektionen der Arbeitsgruppe.
1) Systementwicklung, 2) Prozessrechner und Biosignal-
verarbeitung, 3) Labordatenverarbeitung, 4) Operations
Research, 5) Klartextanalyse, 6) Datenendgeräte.

Diagnostik-Informationssystem

Integrierte elektronische Datenverarbeitung für die ärzt-
liche Diagnostik. Beschreibung des Systems der Medizinischen Universitätsklinik in Tübingen mit einem
Erfahrungsbericht.
Herausgegeben von H. E. Bock und M. Eggstein
98 Abb. XIV, 217 Seiten (13 Seiten in Englisch). 1970
DM 28,-; US $ 11.50 ISBN 3-540-04791-3

Durch direkte Verbindung der Analysegeräte in den Labo-
ratorien mit einem Prozeßrechensystem werden 80% der
anfallenden Untersuchungen ausgeführt, ausgewertet und
übersichtlich eingeordnet. Damit wird medizinisch-tech-
nisches Pflege- und Hilfspersonal erheblich entlastet und
dem Arzt die Diagnostik erleichtert.

Computer: Werkzeug der Medizin

Kolloquium Datenverarbeitung und Medizin, 7.-9. Okt.
1968, Schloß Reinhartshausen in Erbach im Rheingau.
Herausgegeben von C. Th. Ehlers, N. Hollberg, A. Proppe
41 Abb. XI, 258 Seiten. 1970. DM 30,-; US $ 12.30
ISBN 3-540-05067-1

Über den Einsatz des Werkzeuges Computer in verschiedenen Bereichen der Medizin, über Notwendigkeit und
Nützlichkeit des Einsatzes, vorliegenden Erfahrungen,
Pläne und Tendenzen informiert dieses Buch. Die darin
aufgezeigten Probleme sollten zum Basiswissen jedes
modernen Arztes gehören.

Preisänderung vorbehalten

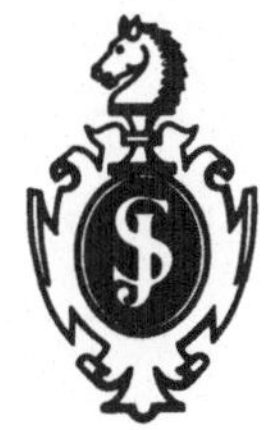

Springer-Verlag
Berlin Heidelberg New York